Zigmond, Cottrell
Wie Buddha das
Intervallfasten erfand

Wie Buddha das Intervallfasten erfand

Und warum es dir heute beim Abnehmen hilft

Dan Zigmond, Tara Cottrell

Aus dem Amerikanischen von Bettina Snowdon

TRIAS

**Bibliografische Information
der Deutschen Nationalbibliothek**

Die Deutsche Nationalbibliothek verzeichnet diese Publikation in der Deutschen Nationalbibliografie; detaillierte bibliografische Daten sind im Internet über http://dnb.d-nb.de abrufbar.

Die US-amerikanische Originalausgabe erschien 2016 unter dem Titel »Buddha's diet«.
© 2016 Published by Arrangement with Tara Cottrell and Dan Zigmond.

Dieses Werk wurde vermittelt durch die Literarische Agentur Thomas Schück GmbH, 30161 Hannover.

1. Auflage 2020

© 2020 TRIAS Verlag in Georg Thieme Verlag KG, ein Unternehmen der Thieme Gruppe

Rüdigerstr. 14
70469 Stuttgart
Deutschland

www.trias-verlag.de

Printed in Germany

Programmplanung: Uta Spieldiener
Projektmanagement: Annalena Müller
Redaktion: Isabel Lück
Übersetzung: Bettina Snowdon, Hamburg
Umschlaggestaltung:
FAVORITBUERO, München
Umschlagmotiv und Zeichnungen im Innenteil:
© 2016 by Áine
Satz: Ziegler und Müller, text form files, Kirchentellinsfurt; gesetzt in APP/3B2, V. 9
Druck: Westermann Druck Zwickau GmbH, Zwickau

ISBN 978-3-432-11037-0   1 2 3 4 5 6

Auch erhältlich als E-Book:
eISBN (epub) 978-3-432-11038-7

Liebe Leserin, lieber Leser,

hat Ihnen dieses Buch weitergeholfen? Für Anregungen, Kritik, aber auch für Lob sind wir offen. So können wir in Zukunft noch besser auf Ihre Wünsche eingehen. Schreiben Sie uns, denn Ihre Meinung zählt!

Ihr TRIAS Verlag

Kontakt:
kundenservice.thieme.de

Lektorat TRIAS Verlag
Postfach 30 05 04, 70445 Stuttgart

Abonnieren Sie unsere Newsletter:
www.trias-verlag.de/newsletter

Besuchen Sie uns auf facebook
**www.facebook.com/
trias.tut.mir.gut**

Besuchen Sie uns auf facebook
**www.facebook.com/
mama.mag.trias**

Folgen Sie uns auf Instagram
**www.instagram.com/
trias_verlag**

Lassen Sie sich inspirieren
**www.pinterest.com/
triasverlag**

Die Autoren

Dan Zigmonds berufliche Pole könnten kaum weiter auseinanderliegen: Er ist sowohl Data Scientist als auch Zen-Priester. In seiner »Wissenschaftswelt« berät er Start-ups und andere Firmen hinsichtlich Daten und Gesundheit. In seinem spirituellen Leben lehrt er am Jikoji-Zen-Zentrum, einem kleinen buddhistischen Tempel in den Bergen von Santa Cruz, und ist Co-Autor bei Tricycle, dem größten buddhistischen Magazin der USA. Und nebenbei schreibt er auch noch Bücher. 2015 wurde er vom Wired Magazine zu einem der »20 Wirtschaftsgenies, die man kennen sollte« ernannt. Er lebt mit seiner Familie im kalifornischen Menlo Park in der Nähe von San Francisco.

Tara Cottrell ist Sachbuchautorin, Spezialistin für digitale Strategien und arbeitet momentan als Web-Content-Managerin an der Stanford University. Wenn ihr das Muttersein und ihre Arbeit etwas Zeit lassen, kauft sie gerne Schuhe. Was Buddha wohl dazu sagen würde? Sie lebt mit ihrer Familie in Palo Alto, Kalifornien.

Inhalt

Service

Einführung:
Buddha war schlank

Es gibt sicher vieles, was Sie nicht über Buddha wissen. Zuallererst: Buddha war schlank. Die pummeligen Statuen, die Sie im Chinarestaurant und im Yogastudio angrinsen, zeigen nicht den echten Buddha – bzw. nicht den Buddha, der einst im alten Indien lebte, viel meditierte und letztlich auch damit begann, das zu lehren, was wir heute Buddhismus nennen. Das mollige Kerlchen dagegen stellt einen legendären Mönch dar, der mindestens 1.000 Jahre später auf dem chinesischen Land unterwegs war, um kleine Zaubereien vorzuführen und den Menschen die Zukunft vorherzusagen. Im Laufe der Jahre entwickelte er sich zu einem Volkshelden, einem Symbol für Freude und Glück. Besonders in Japan ist er heute noch beliebt, dort wird er Hotei genannt und als lustiger alter Mann dargestellt, der wie ein Weihnachtsmann Geschenke verteilt – allerdings kein Spielzeug, sondern Glück.

Hotei selbst trug mit einem Gedicht, das er auf seinem Sterbebett verfasste, zu dieser Verwirrung bei. Darin ließ er anklingen, er sei womöglich die Wiedergeburt eines *anderen* Buddha. Der Original-Buddha war er aber definitiv nicht. Statuen und Gemälde des *echten* Buddha stellen diesen schlank und muskulös dar – wie einen verhätschelten Prinzen (mehr dazu später). Allen Berichten nach war er ein ziemlich gut aussehender Typ. Im Laufe seines Lebens war Buddha vieles – doch fett war er nie.

Tatsächlich kann man sogar Abbildungen von Buddha finden, auf denen er bis aufs Skelett abgemagert ist. Damit werden die Jahre illustriert, in denen er Diät hielt. Ja, richtig: Buddha versuchte sich auch an Diäten. Und mit Erfolg – um nicht zu sagen, mit zu viel Erfolg. Es hieß, er habe »dermaßen abgenommen, dass seine Rippen so hervorstachen wie die Dachsparren einer uralten Scheune ohne Dach«, und habe man seinen Bauch berührt, dann habe man seine Wirbelsäule spüren können. In anderen Worten: Er war extrem dünn.

Buddha hielt nicht etwa Diät, um in der Badehose eine gute Figur zu machen. Zu jener Zeit war er noch nicht einmal der weltbekannte Buddha, sondern ein ganz normaler junger Mann, der vom Leben etwas überfordert war. Damals gab es in Indien schon die lange Tradition, den Geist durch das Besiegen des Körpers befreien zu wollen. Unser modernes Yoga hat seine Wurzeln in diesen asketischen Praktiken. Dazu gehörte nicht nur, den Körper in vorgeschriebene Positionen zu dehnen, sondern auch, auf einem Nagelbett zu schlafen, sich mit Reisigbündeln zu geißeln, den Atem für viele Minuten anzuhalten und für Tage, Wochen oder sogar Monate am Stück zu fasten. Genau das hat auch Buddha versucht.

Wer verstehen möchte, wie er überhaupt dazu kam, muss seinen Lebensweg etwas genauer verfolgen. Geboren wurde er vor etwa 2500 Jahren als Spross einer königlichen Familie. Er erhielt den vielversprechenden Namen Siddhartha, was ungefähr so viel heißt wie »Der, der sein Ziel erreicht.« Verschiedene Wunder ereigneten sich um seine Geburt herum und ein ansässiger Wahrsager prophezeite Siddhartha eine Zukunft entweder als mächtiger Herrscher oder als großer Weiser. Für seinen Vater und seine Mutter war es keine Frage: Da sie beide dem königlichen Geschlecht angehörten, sollte er selbstverständlich als einflussreicher Herrscher in ihre Fußstapfen treten. In der Folge entwickelten sie sich zu wahren Helikopter-Eltern. Sie taten alles, um Siddhartha vor dem winzigsten Schmerz und den kleinsten Unannehmlichkeiten zu bewahren und ihn gleichzeitig sanft hin zu einem weltlichen Lebensstil zu lenken. Sie hielten alles von ihm fern, was ihn irgendwie auf den spirituellen Weg leiten könnte, stellten sogar Wachen an den Toren auf, die alle unglücklichen Menschen abwiesen. Sie boten ihm allen nur erdenklichen Luxus.

Wie die meisten Versuche, unsere Kinder zu behüten, funktionierte das auch eine Weile – und dann irgendwann nicht mehr. Siddhartha wurde das dumpfe Gefühl nicht los, dass das Leben aus mehr bestehen müsse als Spaß und Spiel. Eines Tages konnte er seinen Diener davon überzeugen, ihm beim Entwischen aus dem Palast zu helfen. Auf dem Weg hoch zu Ross durch die Stadt hatte er dann seine erste Begegnung mit echtem menschlichen Leid. Er sah Krankheit, Armut, Alter und Tod. Urplötzlich wurde ihm klar, dass er das Leben im künstlichen Shangri-La, dem Paradies seiner Eltern, nicht weiterführen könne und schwor, etwas Grundlegendes zu ändern. Er erblickte einen der wandernden Asketen, die das Land durchquerten, und beschloss, dieser Art zu leben eine Chance zu geben.

Auf diesem Weg kam Siddhartha zu der abenteuerlichen Diät, die ihn bis aufs Skelett abmagern ließ. Wahrscheinlich schätzte er das Diäthalten sogar ebenso wenig, wie Sie es tun. Das Schlimmste daran aber war: Es hat noch nicht einmal funktioniert. Natürlich verlor er an Gewicht – jeder verliert Gewicht, wenn er aufhört zu essen –, aber es brachte ihn der Erleuchtung kein Stückchen näher. Es half ihm noch nicht einmal dabei, weniger zu leiden. Im Gegenteil, er litt noch *mehr*.

Erst, als Siddhartha sich bereits fast zu Tode gehungert hatte, wurde ihm klar, dass er aufhören müsste. Dem Körper die wichtigste Grundlage zu entziehen, war nicht viel besser als der Lebensstil seiner Eltern, in jeder nur denkbaren Annehmlichkeit zu schwelgen. Und er begriff, dass sein Leben bald vorbei sein würde, wenn er auf diese Weise weitermachte. Er würde auf der Stelle sterben, kein bisschen besser oder weiser als zu dem Zeitpunkt, zu dem er sein Zuhause verließ.

Glücklicherweise kam genau in diesem Moment ein Mädchen vorbei und sah ihn dort sitzen in seinem erbärmlichen Zustand, kurz vor seinem allerletzten Atemzug. Weil er ihr leidtat, bot die junge Frau ihm etwas Milch an, die er dankbar annahm. Die Milch rettete sein Leben und verlieh ihm wieder genügend Kraft zum Fortsetzen seiner Meditation. In diesem Moment begriff er, dass Essen kein Feind ist, dem man sich widersetzen muss. Essen ist für den Körper lebenswichtig, und sein Körper war notwendig, um ein sinnvolles Leben führen zu können. Es musste einen Mittelweg geben zwischen der Selbstgeißelung eines Asketen und dem Nachgeben jeder Laune, wie es seine Eltern taten.

Über diese Erkenntnis erfuhr Siddhartha die Erleuchtung. Er wurde der Buddha, was so viel heißt wie »der Erwachte«. Es war, als habe er sein ganzes bisheriges Leben geschlafen, zwischen süßen Träumen und entsetzlichen Albträumen hin- und hergeworfen, und erwachte erst jetzt.

Buddha wurde tatsächlich ein großer Lehrer, wie es ihm vorausgesagt wurde, und reiste im heutigen Indien und Nepal umher, um seinen »Mittleren Weg« zu erläutern. Nach seinem Tod fanden seine Lehren weitere Verbreitung nahezu über den ganzen asiatischen Kontinent. Im 20. Jahrhundert erreichten sie dann Europa, Afrika und Amerika.

Buddha lehrte sehr viel. Die älteste Sammlung seiner Lehren umfasst unglaubliche 20 000 Seiten. Die chinesische Version, von der behauptet wird, sie enthalte einige weitere, erst später entdeckte Lehren, hat sogar 80 000 Seiten. Zum Vergleich: Die Bibel füllt etwa 1 000 Seiten. Und die Bibel ist das Werk mehrerer Personen: von Moses, den Propheten, den Aposteln und so weiter. Buddhas Lehren würden also 20 bis 80 Bibeln füllen, je nachdem, wen man fragt, und das alles von einer einzigen Person verfasst.

Buddha hat sich zu fast jedem nur erdenklichen Thema geäußert. Doch nachdem er einmal entschieden hatte, dass es nötig sei, hin und wieder etwas zu essen, scheint er an das Essen nicht mehr so viele Gedanken verschwendet zu haben.

Auch Sie sollten nicht zu viel darüber nachdenken. Und doch ist es ziemlich wahrscheinlich, dass Sie es tun.

Dieses Buch durchleuchtet Buddhas Mittleren Weg auf seine Aussagen in Bezug auf die Ernährungsweise. Die Buddha-Ernährung (manchmal nennen wir es auch Buddha-Diät) ist weder kompliziert noch kostspielig. Sie müssen weder einem Club beitreten noch spezielle Mahlzeiten, Pulver oder Säfte zu sich nehmen. Es gibt keine Zutaten, die Sie entweder jeden Tag essen oder aber für alle Zeiten aus Ihrer Küche verbannen müssen. Es gilt lediglich ein paar der Richtlinien zu befolgen, die Buddha entwickelt hat. Das wird Ihnen dabei helfen, abzunehmen, Ihr Gewicht stabil zu halten und sich besser zu fühlen. Und letztlich hilft es auch dabei, die Gedanken nicht permanent ums Essen kreisen zu lassen.

Aber wieso sollten Sie sich eigentlich darum scheren, was ein Inder vor über 2000 Jahren über Diäten zu sagen hatte? Haben wir seitdem nicht eine Menge über Essen und Ernährung dazugelernt?

Sie werden noch staunen.

Vieles von dem, was wir dazugelernt zu haben glauben, hat sich zwischenzeitlich als falsch erwiesen. Zuerst war Cholesterin böse, jetzt ist es das gar nicht mehr so sehr. Wir tauschten Fett gegen Zucker aus, dann fanden wir heraus, dass das der falsche Weg ist. Ob Fleisch nun gesund ist oder nicht oder aber ob Soja besser oder schlechter ist, darüber streitet man sich noch immer. Zahllose fade Diäten kamen und gingen. Und dennoch – oder genau deshalb – werden wir nur dicker und unzufriedener – rundum ungesund.

Zum Glück fangen wir auch an, unanfechtbare wissenschaftliche Erkenntnisse in Bezug auf Essen und Adipositas, also starkes Übergewicht, zu erzielen. Und ob Sie es glauben oder nicht: Viele davon spiegeln die Lehren von Buddha wider. Der ehemalige Prinz hatte einen guten Riecher.

Seine Lehren basieren alle auf Mäßigung. Viele von uns sind aber in genau den Extremen gefangen, die Buddha ablehnte: Im einen Monat schlingen wir alles in uns hinein, was nicht niet- und nagelfest ist, im nächsten hungern wir uns von einer extremen Diät zur nächsten. Leider funktioniert das nicht. Am Ende sind wir übergewichtig, unglücklich und wir verschwenden unsere kostbare Zeit mit einem aussichtslosen Kampf mit dem Essen, statt einfach unser Leben zu leben. Die Buddha-Diät kann Ihnen dabei helfen, das zu ändern.

Sie verlieren Gewicht, aber nicht Ihren Geist.

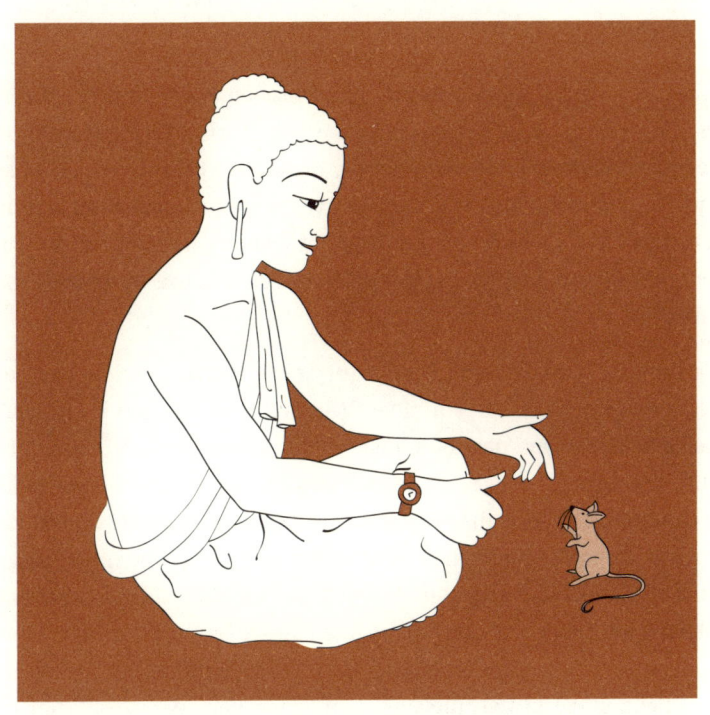

Teil 1: Erkenntnisse

Kapitel 1: Von Mäusen und Mönchen

Schon seit Jahrtausenden legen wir Menschen Regeln zur Ernährung fest. In den meisten Religionen gibt es irgendeine Essensrestriktion: Der Islam verbietet Schweinefleisch, orthodoxe Juden trennen Milch und Fleisch voneinander, Katholiken verzichten in der Fastenzeit auf verschiedene Speisen, einige fromme Hindus meiden nicht nur Fleisch, sondern auch Wurzelgemüse, weil die Pflanze durch die Ernte stirbt.

Als Buddha damals seine Regeln für seine Anhänger niederschrieb, folgte er keinem dieser Vorbilder. Wir in der westlichen Welt gehen meistens davon aus, dass Buddhisten Vegetarier sind – und tatsächlich trifft das auch auf einige zu – jedoch lange nicht auf alle. Nichts in den Originalschriften Buddhas verbietet das Essen von Fleisch, und in vielen der alten Geschichten über Buddha und seine ersten Anhänger wird alles mögliche gegessen. Es wird Sie vielleicht überraschen, dass selbst seine Heiligkeit der Dalai Lama Fleisch isst, denn in den rauen Höhenlagen Tibets gedeihen nur sehr wenige Pflanzen. Deswegen sind heutzutage in den meisten asiatischen Regionen Vegetarier die Ausnahme, nicht die Regel.

Tatsache ist, dass Buddha zwar seinen Mönchen überraschend detaillierte Anweisungen gab, wo ihr Schlafplatz zu sein hat und welche Kleidung sie tragen sollten, aber nur sehr wenig darüber verlauten ließ, was sie essen sollten und was nicht. Andererseits will es auch die Tradition, dass Mönche essen, was immer sie angeboten bekommen. In den meisten Teilen Südostasiens kann man heute noch Mönche in ihren safrangelben Kutten beobachten, die auf ihrer morgendlichen Runde Almosen sammeln und dann das essen, was immer die großzügigen Nachbarn in ihre Beutel gelegt haben.

Nur eine einzige deutliche Regel in Bezug auf das Essen ist von Buddha bekannt: Seine Mönche sollten vermeiden, zur falschen Zeit zu essen. Genauer gesagt sollten sie lediglich zwischen Sonnenaufgang und Mittagszeit essen. Nachmittägliches und abendliches Essen war strengstens untersagt. Buddha scherte sich also nicht darum, *was*, sondern *wann* gegessen wird.

Es wirkt zwar wie eine ziemlich penible und abwegige Anweisung, doch Buddha war es sehr ernst damit. Nachdem er später seine 227 Regeln für Mönche zu einer Art Top-Ten-Liste für Novizen ein-kürzte, bestanden die ersten Regeln aus solchen, die man auch erwartet – beispielsweise, dass man nicht töten oder stehlen sollte. Doch auch diese seltsam anmutende Essensrestriktion schaffte es in die Liste. In sein acht Regeln umfassendes Regelwerk für Laien, die mehr über Buddhismus erfahren wollen, nahm er immerhin noch auf, man solle weder nachts noch zu ungeeigneter Zeit essen.

Buddha gab zu diesen etwas erzwungen wirkenden Mahlzeitenvor-schriften verschiedene Erklärungen ab. Eine der deutlichsten ist diese:

»Mönche, ich esse nicht am Abend. Weil ich es vermeide, am Abend zu essen, bin ich gesund, leicht, energiegeladen und habe ein angenehmes Leben. Auch ihr, Mönche, vermeidet das abendliche essen, und ihr werdet guter Gesundheit sein.«

Das Intervallfasten war also erfunden, auch wenn man es damals noch nicht so nannte.

Machen wir einen großen Zeitsprung ...

Im Jahr 2014 führte Dr. Satchidananda Panda mit seinem Forscher-team vom renommierten Salk Institute for Biological Sciences in Kalifornien eine faszinierende Studie zur Fettleibigkeit bei Mäusen durch. Die Forscher fütterten einer Gruppe von Mäusen statt dem gewohnten Futter ein hochkalorisches, fettreiches Futter, zu dem diese uneingeschränkten Zugang hatte. Das Ergebnis wird wohl niemanden überraschen: Die Mäuse wurden fett.

Einer zweiten Gruppe von Mäusen boten sie exakt die gleiche ungesunde Nahrung an, doch diesmal durften die Mäuse nur neun bis zwölf Stunden am Tag nach Lust und Laune fressen. Während der restlichen Zeit bekamen sie nichts als Wasser. In anderen Worten:

Auch diese Mäuse hatten den größten Teil ihrer aktiv verbrachten Zeit Zugang zu einem All-you-can-eat-Buffet mit leckerem, fettmachenden Futter. Die einzige Einschränkung bestand darin, dass sie nur einige Stunden des Tages fressen konnten.

Die Wissenschaftler nannten das »zeitbegrenztes Füttern«, was wir im Kapitel »Essen wie ein Mäuschen« (S. 29) noch detaillierter betrachten werden. Doch es sei schon einmal vorweggenommen, dass es diesmal eine echte Überraschung gab: Keine einzige dieser Mäuse wurde fett. Irgendetwas bei dieser Anpassung der Ernährungsweise an ihren zirkadianen Rhythmus schütze sie vor dem Effekt des fetten Futters auf das Körpergewicht. Es kam nicht darauf an, *was* die Mäuse fraßen, sondern *wann* sie es fraßen.

Sowohl Buddha als auch diese Wissenschaftler waren gewissermaßen zu ähnlichen Ergebnissen gekommen.

Während der Großteil der Welt unter Hunger und Unterernährung zu leiden hat, besteht das Problem in den wohlhabenden Industrienationen eher in Übergewicht oder Fettleibigkeit (Adipositas). In mancher Hinsicht ist das sogar eine Errungenschaft, immerhin müssen wir uns kaum noch vor Siechtum nach einer Missernte oder einer Dürreperiode fürchten – Ängste, von denen die Menschheit die meiste Zeit verfolgt wurde und die auch heute in vielen Teilen der Welt leider noch immer zur Normalität gehören. Stattdessen leben wir im Überfluss, jederzeit von billigem, leckerem Essen umgeben, zu dem wir stets Zugang haben – so wie die glücklichen, aber doch bedauernswerten Mäuse aus dem ersten Experiment.

Dieser Segen ist zum Fluch geworden. Die weitreichenden Gesundheitsrisiken von Fettleibigkeit sind mittlerweile wohlbekannt. Um nur ein paar zu nennen: Herz-Kreislauf-Erkrankungen, Bluthochdruck, Diabetes. Millionen Menschen in der westlichen Welt sterben jährlich an mit Adipositas einhergehenden Erkrankungen. Trotz aller medizinischen Fortschritte verkürzt eine starke Adipositas das Leben einer Frau im Durchschnitt um *sieben Jahre*, zählt man die damit verbundenen Gesundheitsrisiken zusammen. Wir essen uns buchstäblich zu Tode.

Und als sei das noch nicht genug, kommen auch noch die finanziellen Einbußen dazu. Wissenschaftler der George Washington University berechneten im Jahr 2010 die Kosten, die durch Adipositas entstehen. Das Ergebnis: sage und schreibe 8 365 Dollar (ca. 7 400 Euro) pro Jahr für Frauen. (Für Männer waren die Kosten geringer. Für Frauen ist somit der finanzielle Mehrwert durch das Abnehmen höher als für Männer.) Der Großteil erklärte sich durch die erhöhte Medikamenteneinnahme aufgrund gesundheitlicher Probleme, die die Fettleibigkeit mit sich bringt. Ein weiterer Posten waren mehr Fehlzeiten bei der Arbeit, ebenfalls wegen gesundheitlicher Schwierigkeiten – und schließlich auch durch den frühzeitigen Tod.

Wenn Sie dieses Buch lesen, brauchen Sie vermutlich keine überzeugenden Argumente dieser Art mehr. Umfragen zufolge möchten die meisten Amerikaner abnehmen, daran hat sich seit Jahrzehnten nichts geändert. (Dies trifft gleichermaßen auf die Deutschen zu.) Im Zuge dessen hat sich ein riesiger Industriezweig entwickelt, der uns dabei helfen will, die überflüssigen Kilos loszuwerden, und jede nur denkbare Diät wird als Patentlösung angepriesen. Nahezu alle drehen sich um den Verzicht auf bestimmte Lebensmittel, und zwar meistens die, die wir gerne mögen. Glutenfreie Diäten streichen Brot, Nudeln und die meisten anderen Getreideprodukte. Die Paleo-Ernährung verlangt, nur das zu essen, was vermutlich auch schon unsere frühen Vorfahren in der Steinzeit zur täglichen Verfügung hatten – nämlich Beeren, Kräuter, Gemüse, Fleisch und Fisch. Andere meiden Kohlenhydrate, Fett, Zucker oder Fleisch.

Jede dieser Kostformen hat ihre Verfechter und sie funktionieren unbestritten auch für einige von uns. Doch fällt es uns meist sehr schwer, uns nach deren komplizierten Vorschriften zu richten, vor allem über eine längere Zeit. Hinzu kommt, dass wir die Anforderungen, die Job und Familie an uns stellen, mit der Diät unter einen Hut bekommen müssen. Wir sind heutzutage in allen Lebensbereichen so stark gefordert, dass wir keine Zeit haben, auch noch Kalorien zu zählen oder das Kleingedruckte auf Zutatenlisten zu studieren. Unser Alltag ist schon kompliziert genug. Wir brauchen nicht auch noch eine komplizierte Diät.

Zusätzlich kommen uns die traditionellen Ernährungsweisen dann auch noch wie eine Bestrafung vor, denn viele der Dinge, die wir meiden sollen, essen wir besonders gerne. Vielleicht ist der Grund dafür, dass solche Diäten für eine gewisse Zeit funktionieren, auch der, dass wir uns selbst austricksen, indem wir einfach weniger essen, weil es keinen Spaß mehr macht. Das Essen, das wir mögen, wird zu einem schuldbehafteten Vergnügen diskreditiert. Oder aber es mutiert zu einer Belohnung für gutes Verhalten, was dazu führt, dass wir uns ununterbrochen selbst richten und bewerten, welches Essen wir nun verdient haben. So wird Essen zu einer Übung im Verzicht und hat nichts mehr mit Nährstoffaufnahme und Genuss zu tun.

Die Diät, die wir Ihnen in diesem Buch präsentieren, hat einen anderen Ansatz. Buddha nannte es Essen »zu ungeeigneter Zeit vermeiden«, Wissenschaftler nannten es »zeitbegrenztes Füttern« und wir nennen es die »Buddha-Diät«. Wir erklären hier nicht nur die Regeln des Intervallfastens, sondern auch die Mechanismen, die dahinterstecken und die bereits Buddha erkannte. Statt penibel zu reglementieren, *was* Sie essen sollen, fokussieren wir uns darauf, *wann* Sie essen. Dabei gehen wir nicht so weit wie Buddha mit seinen Mönchen, die nach der Mittagszeit für den Rest des Tages fasten mussten, aber wir empfehlen Ihnen, Ihre Essenszeiten auf neun Stunden täglich zu reduzieren.

Das Buch hilft Ihnen dabei, das »Buddha-Intervallfasten« zu verstehen und in Ihrem eigenen Alltag umzusetzen. Teil 1, »Erkenntnisse«, vermittelt Ihnen die Grundlagen der Buddha-Ernährung. Im Buddhismus bedeutet Erkenntnisse (in Sanskrit *vipasyana*) üblicherweise »die Realität verstehen« und bildet den ersten Schritt auf dem Weg zur Erlösung. Für die Diät trifft das ebenso zu – der erste Schritt ist, den Mechanismus des Zunehmens zu verstehen. Wir schauen uns das kalifornische Mäuse-Experiment und seine bahnbrechenden Erkenntnisse zu dieser zeitabhängigen Herangehensweise genauer an. Wir erklären, warum es beim Abnehmen hilft, Essen zu bestimmten Zeiten zu reduzieren, und wie diese Ernährungsweise den Stoffwechsel verändert.

Teil 2, »Übungen«, beschreibt, wie Sie an die Diät herangehen. Im Buddhismus sind mit Übungen (*sadhana*) die spezifischen Techniken gemeint, die Buddha lehrte. Es sind die praktischen Grundlagen des buddhistischen Weges. Die Prinzipien sind ganz einfach – ihre Grundlagen haben Sie hier schon kennengelernt –, doch für viele Menschen dennoch eine Herausforderung. Wir geben Ihnen eine stufenweise Anleitung mit, die die Umstellung sanft und schmerzfrei vonstatten gehen lässt. Wir werden den heutigen Kenntnisstand über gesunde Ernährung zusammenfassen, im Wesentlichen sind das die allgemein bekannten Vorstellungen, die Sie schon Ihr ganzes Leben lang hören, aber vielleicht werden auch ein paar Überraschungen dabei sein. (Wenn Sie jetzt schon Nägel mit Köpfen machen und erfahren wollen, wie Sie sofort mit der Buddha-Diät beginnen können, dann springen Sie gerne gleich zu Kapitel 4 »Die Buddha-Diät«, S. 34.)

Teil 3 heißt »Hindernisse«. In der buddhistischen Tradition sind Hindernisse (*nivarana*) die mentalen Herausforderungen, die unserer Erleuchtung im Weg stehen. Beim Diäthalten können das handfestere Fragestellungen sein: Was tun, wenn sich der Hunger meldet? Wie gestalte ich das Essen mit meinen Kindern? Wie kann ich mich zum Essen verabreden, wenn ich spätabends gar nicht essen und trinken darf? Wie steht es überhaupt mit Alkohol? Natürlich gibt es auch mentale Hindernisse wie: Wie kann ich Stressessen vermeiden? Wie kann ich es schaffen, Essen nicht als Belohnung zu werten? All Ihre Fragen zur Umsetzung im Detail beantworten wir in diesem Kapitel.

Teil 4, »Vollendung«, zeigt, wie die besondere Ernährungsweise mit allen anderen Lehren Buddhas in Zusammenhang steht – ein gesundes, glückliches und achtsames Leben zu führen. Die buddhistische Vollendung (*paramita*) ist der Zustand, zu dem wir gelangen können, wenn wir dem Weg folgen. Wir zeigen Ihnen, wie Sie sich schulen können, indem Sie die Buddha-Diät praktizieren.

Essen soll Spaß, nicht Kampf sein. Buddha bezeichnete Essen als eines der vier wesentlichen Eckpfeiler der menschlichen Existenz. Essen hat einen wichtigen, einen notwendigen Stellenwert in unserem Leben. Die Buddha-Diät hilft Ihnen, dass es so bleibt.

Kapitel 2: Warum werden wir dick?

Buddha liebte Tatsachen, während die meisten Religionen auf Glauben beruhen. Er aber legte Wert auf Beweise. Sein Ziel war es, dass wir uns auf das, was wir sehen, und nicht aufs Glauben verlassen. »Es mag sein, dass etwas aus dem Glauben heraus vollständig akzeptiert wird,« predigte er, »und doch kann es leer, hohl und falsch sein.«

Uns allen wurde der Grund, warum wir zunehmen, sehr einfach erklärt: Wir essen zu viel, wir bewegen uns zu wenig oder auch beides. Ob so oder so: Wir nehmen mehr Kalorien auf, als wir verbrennen, dadurch nehmen wir zu. In der Regel wird uns das so vermittelt, als sei es ein selbstverständliches Naturgesetz.

Doch wie lautet der Beweis? Medizinische Forscher widmen sich dieser Frage schon seit Jahrzehnten. In verschiedenen Studien sollten Versuchspersonen kalorienreduzierte Diäten mit etwa 800 kcal am Tag durchführen, weniger als die Hälfte dessen, was man üblicherweise am Tag aufnimmt. Nur sehr wenige dieser bedauernswerten Testpersonen nahmen tatsächlich ab und fast niemand konnte das neue Gewicht auch halten. Studie um Studie zeigte das gleiche Ergebnis: Weniger essen – sogar sehr viel weniger – funktioniert kaum und die paar Kilo, die man eventuell verliert, sind schnell wieder zurück.

Warum also werden wir dick, wenn es nicht durch zu viel essen ist? Jetzt wird es ein wenig kompliziert.

Unser Körper mit seinem Stoffwechsel ist eine sehr komplexe Maschinerie. Das muss er auch sein, denkt man nur einmal an das, was er alles zu leisten hat: Herz, Lungen und Gehirn müssen 24 Stunden am Tag arbeiten, jede Stunde des gesamten Lebens, und dazu braucht man Energie in Form von Kalorien. Doch selbst, wenn Sie ein maßloser Esser sind, was auf viele von uns zutrifft, essen Sie doch nicht *permanent*. Woher kommt also die Energie während dieser Essenspausen? Wer füttert Ihr Herz mitten in der Nacht?

Dafür haben wir unsere Fettreserven. An Körperfett ist erst einmal nichts verkehrt, wir brauchen es genau zu diesem Zweck. Fett ist unser Energiespeicher. Ohne Fett würden wir außerdem gruselig aussehen – wie Buddha in seiner mageren Phase. Etwas Fett ist eine gute Sache. Etwas, nicht zu viel.

Die Anzahl der Fettzellen, die man besitzt, ist bereits bei der Geburt festgelegt. Ob Sie sich jetzt von Big Macs oder von Salat ernähren, verändert an der Anzahl nichts, sie ist und bleibt unverändert. Fettmoleküle wandern in die Zellen hinein und wieder hinaus, tagein, tagaus, und stellen dabei Energie zur Verfügung, wann immer sie benötigt wird. In einer perfekten Welt würden diese Fettzellen während des Essens gefüllt, um sich dann im Laufe des Tages und der Nacht allmählich wieder zu leeren. Sie würden sich genau so wie der Tank eines Autos verhalten: Ab und zu wird vollgetankt und allmählich durch das Umherfahren wieder geleert.

Die Probleme entstehen dann, wenn Sie nicht mehr aufhören, den Tank des Autos zu füllen. Denn wenn Sie das tun, dann läuft er über und verursacht ein Desaster. Heutzutage ist es sogar nicht mehr möglich, den Tank zu überfüllen, da sich die Pumpen einfach abschalten. Ihr Körper hat leider nicht so einen automatischen Abschaltmechanismus. Wenn Sie Ihre Fettzellen überfüllen, dann wachsen sie und dehnen sich aus. Und Sie, Sie werden fett.

Bei diesem Prozess spielen die Mitochondrien eine wichtige Rolle, die kleinen Kraftwerke in unseren Zellen, die Zucker zu reiner Energie umwandeln. Befindet sich mehr Zucker im Blut als die Zellen gerade benötigen, sind die Mitochondrien nicht in der Lage, diesen für später zu speichern. Stattdessen werden die Fettzellen gefüllt. Gesteuert wird dieser Prozess von Insulin, dem Hormon, das den ganzen Prozess am Laufen hält. Insulin sendet das Signal, die Fettzellen zu füllen, statt sie zu leeren. (Insulin hat noch eine Menge weiterer Aufgaben, doch was uns hier interessiert, ist seine Regulation des Blutzuckerspiegels.)

Insulin wird immer dann freigesetzt, wenn Sie Zucker oder etwas anderes essen (zum Beispiel einfache Kohlenhydrate), was schnell zu Zucker abgebaut wird. (Selbst, wenn Sie nur daran denken, Zucker zu essen, wird es schon freigesetzt, um Ihren Körper darauf vorzubereiten.) Solange Sie Zucker essen, wird Insulin ausgestoßen und Sie füllen Ihre Fettzellen. Ihr Körper kann nicht anders. Und solange Insulin im Blut ist, das Ihre Zellen zur Fettspeicherung auffordert, werden Sie kein Fett verbrennen.

Wenn wir nur hin und wieder Zucker essen, bereitet uns das normalerweise noch keine Probleme. Schwierig wird es dann, wenn wir zu viel und zu oft davon essen, denn dann beginnt sich das Fett anzuhäufen. Ironischerweise macht uns all dieses Fett resistent gegen Insulin. Dadurch erhöht sich der Blutzuckerspiegel, was den Körper dazu zwingt, noch mehr Insulin auszustoßen und damit auch noch mehr Fett zu speichern. Und das wiederum macht uns noch fetter und insulinresistenter. Diese Abwärtsspirale setzt sich solange fort, bis wir mit irgendeiner drastischen Methode die Notbremse ziehen.

Es gibt keinen Weg, ganz auf Zucker zu verzichten, denn fast jedes Lebensmittel enthält welchen. Doch in den meisten natürlichen Lebensmitteln kommt er im Verbund mit Protein, Ballaststoffen und Wasser vor. Unglücklicherweise besteht unsere heutige Ernährung zu einem großen Anteil aus verarbeiteten Lebensmitteln, denen oft diese Bremser fehlen, aber dafür sehr viel weiterer Zucker zugesetzt ist. Mit schwerwiegenden Folgen. Ein Wissenschaftlerteam der University of California in San Francisco unter der Leitung von Dr. Robert Lustig konnte in einer bahnbrechenden Studie mit adipösen Kindern nachweisen, dass das Reduzieren des Zuckeranteils in deren Ernährung um zwei Drittel schon *innerhalb von zehn Tagen* signifikante Verbesserungen der Insulinsensitivität und anderer Messwerte für die Stoffwechselgesundheit bewirkte. Und das sogar, ohne den Kalorieninput zu reduzieren und mit »intensiven Bemühungen«, den Gewichtsverlust zu *verhindern*.

Doch was sagt uns das alles in Hinblick auf die Buddha-Diät? Wenn wir zunehmen, weil der viele Zucker unseren Stoffwechsel belastet und wir unsere bemitleidenswerten Mitochondrien überfordern, dann scheint es wohl notwendig zu sein, unseren Zellen mal eine Pause zu gönnen.

Eine Möglichkeit besteht natürlich darin, weniger Zucker und einfache Kohlenhydrate zu essen. Das war auch die Methode der genannten 10-Tage-Studie mit den adipösen Kindern. Viele zuckerfreie und kohlenhydratarme Diäten haben genau das zum Konzept und können gute Erfolge vorweisen.

Doch die Mäuse, von denen wir im ersten Kapitel bereits gehört haben, lassen vermuten, dass es noch eine andere Möglichkeit gibt. Vielleicht braucht unser erschöpfter Stoffwechsel nicht eine geringere Dosis über den Tag gesehen, sondern das Äquivalent zu ausreichendem Nachtschlaf. Statt von den Mitochondrien einen etwas weniger harten Rund-um-die-Uhr-Job zu verlangen, könnten wir ihnen eine echte Erholungspause gönnen. Genau das machte Buddha mit seinem Intervallfasten.

Es scheint auch der natürliche Weg zu sein. Wenn Sie sich in der Natur umschauen, dann werden Sie nur sehr wenige Tiere finden, die dick werden – vor allem ganz ohne Grund. Natürlich fressen sich beispielsweise Bären oder Eichhörnchen Winterspeck an, doch diese lebensnotwendigen Fettpolster verlieren sie im Laufe des Winterschlafs wieder. Wenn Tiere in der Natur zunehmen, dann normalerweise nicht deshalb, weil sie Futter im Überfluss haben – sondern weil sie es wollen oder brauchen. Ihre Körper haben das Gewicht unter Kontrolle – nicht umgekehrt.

Und wenn Sie mal genauer darüber nachdenken, dann stellen Sie fest, dass Tiere nach einem ziemlich festgelegten Zeitplan fressen. Sie folgen einem zirkadianen Rhythmus. Wenn sie wie Waschbären nachtaktiv sind, dann fressen sie nur nachts. Sind sie tagaktiv wie Eichhörnchen, dann fressen sie tagsüber. Sie werden niemals ein Eichhörnchen bei einem Mitternachtssnack erwischen – selbst wenn es in einem ruhigen Vorort lebt und Futter zur Genüge hat, aber so gut wie kein Feind vorhanden ist. Ebenso werden Sie nie tagsüber einen Waschbären beim Durchwühlen einer Mülltonne antreffen. Die Tiere scheinen auf diese konkreten Fressenszeiten programmiert zu sein – und auch dann, wenn Futter im Überfluss vorhanden ist, scheinen sie nicht wie wir dick zu werden.

Doch auch davon gibt es natürlich manchmal Ausnahmen. Wir haben sie bei den bekannten Mäusen gesehen, die jederzeit Zugang zu sehr zuckerreichem Futter hatten. Sie verloren sehr schnell die Kontrolle über ihr Gewicht. Die süchtig machende Macht des Zuckers war so groß, dass sie die natürlichen Rhythmen der Mäuse aushebelte. Die Mäuse brauchten die Wissenschaftler, die sie zu einer Fresspause über einen gewissen Zeitraum zwangen, damit sie ihr Gewicht unter Kontrolle behielten.

Sie aber haben niemanden, der Sie in dieser Hinsicht rund um die Uhr im Auge behält, Sie sind auf sich selbst angewiesen. Auch, wenn Sie theoretisch in der Lage sind, es den Mäusen gleichzutun, indem Sie zehn Stunden am Tag Junkfood essen und dennoch Gewicht verlieren, ist es sehr viel schwerer, das auch umzusetzen. Zucker und Kohlenhydrate generell haben ein so starkes Suchtpotenzial, dass Ihnen das Aufhören schwerfallen wird, und das macht Sie anfällig für Selbstbetrug. Es ist wie bei einem Alkoholiker, der versucht, mitten in einer Bar nüchtern zu bleiben – vielleicht möglich, aber sehr viel schwieriger als nötig.

Sie müssen nicht all die leckeren Lebensmittel komplett verbannen, doch die Buddha-Ernährung ist einfacher durchzuhalten, wenn Sie diese reduzieren und ein paar Richtlinien beachten, die wir schon bald folgen lassen. Lassen Sie uns aber vorher noch den Versuch mit den diäthaltenden Mäusen etwas genauer ansehen.

Kapitel 3: Essen wie ein Mäuschen

Aussagekräftige wissenschaftliche Untersuchungen zu Diäten und Gewichtsverlust durchzuführen ist nicht leicht. Denn wenn man Diäthaltende zu ihrem Essverhalten befragt, erfährt man nie die ganze Wahrheit. In einer Studie mit diäthaltenden Männern und Frauen zeigte sich, dass diese ihre Kalorienzufuhr um fast 50 Prozent unterschätzten! Möchte man erreichen, dass eine bestimme Ernährungsweise über einen gewissen Zeitraum eingehalten wird, folgen die Versuchspersonen diesen Instruktionen nie ganz exakt. Das erschwert Forschern das Erheben solider Daten. So gingen Wissenschaftler beispielsweise viele Jahre davon aus, dass viele kleine Mahlzeiten statt drei großer Mahlzeiten am Tag zum Abnehmen besser geeignet sind. Doch nachdem sie alle Berichte auf Falschaussagen hin bereinigten, fanden sie das genaue Gegenteil heraus.

Das Schlimmste ist aber, dass die Königsdisziplin der wissenschaftlichen Forschung – die randomisierte Doppelblindstudie – in der Diätforschung nahezu unmöglich durchzuführen ist. Wenn ein neues Medikament getestet werden soll, verabreichen Forscher der Hälfte der sorgfältig ausgewählten freiwilligen Probanden das Medikament und der anderen Hälfte ein Placebo, eine wirkungslose Substanz. Dabei erfährt niemand, wer was bekommen hat, einschließlich der meisten an dieser Studie beteiligten Forscher. Möchte man das aber mit einer Diät durchführen, dann stößt man auf alle möglichen Probleme. Zunächst einmal ist es sehr viel schwieriger, genug Freiwillige zu finden, die dazu bereit sind, ihre Ernährungsweise für Wochen oder Monate umzustellen, als solche, die täglich ein paar Pillen schlucken sollen. Solange die Probanden nicht 24 Stunden am Tag überwacht werden, ist das Risiko groß, dass diese zu Schummeln beginnen – und das dann auch nicht zugeben.

Zweitens: Die Freiwilligen wissen, dass sie eine Diät machen. Man kann von niemandem verlangen, weniger zu essen, Kohlenhydrate zu reduzieren, sich nach Paleo-Regeln zu ernähren oder irgendetwas anderes an der Ernährung umzustellen, ohne dass er es mitbekommt.

Sie halten das vielleicht für unerheblich, doch die Erfahrung sagt etwas anderes. Vielleicht hat jemand aus dem Freundeskreis der Versuchspersonen erfolglos eine glutenfreie Diät durchgeführt, sodass sie selbst auch wenig motiviert sind, den Diätregeln zu folgen. Oder anders herum: Die Versuchspersonen glaubten so stark an die Wirksamkeit einer Diät, dass sie unbewusst noch weitere Verbesserungen in ihrem Leben einführten, die den Erfolg unterstützten. Solche Dinge kommen in wissenschaftlichen Studien immer wieder vor und machen eine exakte Interpretation der Daten kompliziert.

Wie gehen Wissenschaftler mit solchen Schwierigkeiten um? Wie können sie die Probanden eine bestimmte Diät verfolgen lassen, ohne dass es diesen bewusst ist? Meistens gelingt das nicht. Stattdessen forscht man an Mäusen und Ratten.

Die kleinen Nager sind sehr viel kooperativer. Sie haben auch keine neugierigen Nachbarn, die gerade Paleo, Clean Eating und Co (oder was auch immer untersucht werden soll) abgeschworen haben. Natürlich sind nicht alle Diätformen einfach an Mäusen oder Ratten zu erforschen, weil diese nicht zwangsläufig dieselben Lebensmittel wie wir bevorzugen. Doch der Vorteil von zeitabhängigen Herangehensweisen wie beim Intervallfasten ist der, dass sie auf diese Weise sehr leicht zu untersuchen sind. Wenn man herausfinden möchte, was passiert, wenn Mäuse nur neun Stunden täglich fressen können, dann nimmt man ihnen einfach für den Rest der Zeit das Futter weg.

Darf man mit unseren tierischen Freunden auf diese Weise umgehen? Schwer zu beurteilen, wie Buddha entschieden hätte. Er verhängte keine Pauschalverbote, was die Verwendung von Tieren für praktische Zwecke betrifft, jedenfalls nicht für Laien. Es gibt sogar eine berühmte Geschichte, in der Buddha als ein Hase wiedergeboren wird und seinen Körper einem Priester als Mahl anbietet. Für ihn befanden sich Tiere nicht auf derselben Ebene wie Menschen – die Wiedergeburt als Tier war die Konsequenz eines schlechten Karmas und mit mehr Leid verbunden, als ein Menschen zu erwarten hatte. Gleichzeitig predigte er aber auch *avihimsa*, die Gewaltlosigkeit allen empfindungsfähigen Wesen, also auch Tieren gegenüber. »Nicht indem man Leben verletzt, wird man edel«, sagte er, »man wird zum Edlen dadurch, dass man freundlich zu allem Lebendigen ist.« Man kann sicher behaupten, Buddha hätte darauf bestanden, Versuchstiere so menschenwürdig wie möglich zu behandeln und nur dafür einzusetzen, um Ursachen beträchtlichen menschlichen Leids zu mildern. Traurigerweise scheint unsere Adipositas-Epidemie in genau diese Kategorie zu fallen.

Eine der ersten Erkenntnisse der Wissenschaftler in diesen Experimenten war, dass das zeitbeschränkte Füttern die Mäuse zunächst vor dem Dickerwerden zu schützen schien. Einige Studien von Dr. Satchidananda Panda am Salk Institute haben wir uns schon im Kapitel »Von Mäusen und Mönchen« (S. 18) angesehen. Normale Mäuse, die uneingeschränkt Zugang zu fetthaltigem Futter hatten, wurden dick. Wenn das gleiche fette Futter im Gegensatz dazu nur neun Stunden täglich und im Einklang mit den natürlichen Fressenszeiten zur Verfügung stand, schienen die Mäuse die gleiche Kalorienmenge zu konsumieren, nahmen aber nicht zu. Auch die Stoffwechselstörungen, die die dicken Mäuse bekamen, blieben aus.

Gewichtsverlust bei Mäusen zu untersuchen ist etwas schwieriger, denn zunächst einmal sind Mäuse natürlicherweise nicht fett. Man muss erst dafür sorgen, dass sie dick werden. Zu diesem Zweck gab es für die Mäuse am Salk Institute über 13 Wochen die fettreiche All-you-can-eat-Kost, danach wurde für zwölf Wochen auf die zeitbeschränkte Diät umgeschwenkt. Wie zu erwarten, nahmen die Mäuse in der ersten Phase beträchtlich zu, verloren danach aber wieder durchschnittlich fünf Prozent Gewicht, nachdem der Futterzugang zeitlich eingeschränkt wurde. Das ist in etwa so, als würde eine 72 Kilo schwere Person gut dreieinhalb Kilo verlieren – alle anderthalb Wochen ist das ein halbes Kilo. Im Vergleich: Mäuse, die über 26 Wochen unbeschränkten Futterzugang hatten und dann zur zeitbeschränkten Diät übergingen, verloren noch mehr – zwölf Prozent in zwölf Wochen – vielleicht deshalb, weil sie zu Beginn auch dicker waren. Das entspräche einer Gewichtsreduzierung von 72 auf 63 Kilo in weniger als drei Monaten.

Es gibt einige wenige Studien zum zeitbeschränkten Essen, die mit Menschen durchgeführt wurden. Da die Regeln so viel einfacher sind als bei vielen anderen Diäten, ist es auch etwas leichter, Freiwillige zu finden, aber dennoch kann man natürlich keinen »Blindtest« machen – schließlich weiß jeder, wann er isst und wann nicht. Zudem zeigen diese Studien glücklicherweise gute Ergebnisse. In einer Untersuchung mit 29 jungen Männern beispielsweise, die über gerade einmal zwei Wochen auf das abendliche Essen verzichtet haben, konnte man durchschnittlich fast ein halbes Kilo Gewichtsabnahme beobachten. Auch das sind etwa 250 Gramm pro Woche, dennoch war das Essen ganze 13 Stunden am Tag erlaubt, deutlich mehr als das, was wir bei der Buddha-Diät empfehlen. In einer anderen Studie kürzte man einer Gruppe normalgewichtiger Erwachsener mittleren Alters über acht Wochen die Essenszeiten auf lediglich vier Stunden (!) am Tag. Durch diese ziemlich extreme Diät verloren sie durchschnittlich eineinhalb Kilo, ein bisschen weniger als 250 Gramm in der Woche. Das ist vielleicht etwas weniger als vermutet, was womöglich daran liegt, dass die Versuchsteilnehmer zu Beginn nicht übergewichtig waren.

Kürzlich schwenkte Dr. Panda von Mäusen auf Menschen um. Er und seine Kollegen stellten eine kleine Gruppe übergewichtiger Erwachsener zusammen, die ihre Essgewohnheiten über eine Smartphone-App dokumentieren sollten, indem sie alles, was sie aßen, fotografierten. Dann baten sie die Teilnehmer, ihre Essenszeiten auf zehn bis zwölf Stunden täglich einzugrenzen – die meisten von ihnen hatten bisher mindestens 14 Stunden täglich gegessen. Dies sollte für 16 Wochen durchgehalten werden, darüber hinaus gab es keine weiteren Beschränkungen. Das Gewicht zu Beginn und am Ende der Studie wurde festgehalten. Tatsächlich hatte fast jeder Gewicht verloren, der Durchschnitt lag bei 4,5 Kilo (was wieder einem wöchentlichen Gewichtsverlust von etwa 250 Gramm entspricht). Nicht nur das: Jeder der Studienteilnehmer wollte die Diät nach dem Studienende weiterführen und hatte auch nach einem ganzen Jahr noch das neu erlangte Gewicht gehalten.

Zusammengefasst ist der wissenschaftliche Beweis deutlich: Die Beschränkung der Essenszeiten hilft beim Abnehmen. Im nächsten Kapitel erklären wir Ihnen, wie Sie das in Ihrem Alltag umsetzen können.

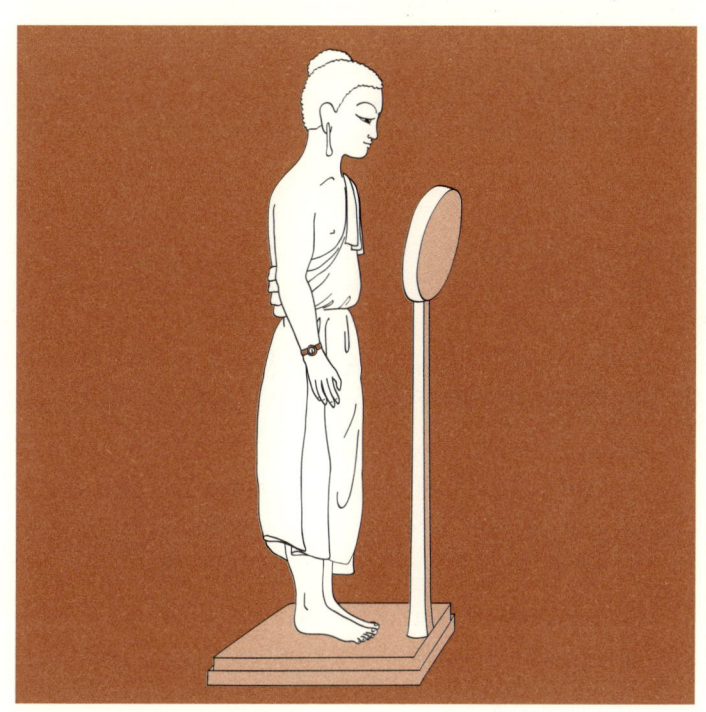

Teil 2: Übungen

Kapitel 4: Die Buddha-Diät

Die Smartphone-Studie von Dr. Panda hat mehr als ausreichend bewiesen, dass das Intervallfasten funktioniert. Sie warf auch ein erhellendes Licht auf die übliche Ernährungsweise vieler Amerikaner. Die meisten Menschen werden auf die Frage nach ihrer Mahlzeitenhäufigkeit wahrscheinlich im Brustton der Überzeugung täglich drei Hauptmahlzeiten nennen, vielleicht ab und zu auch noch einen Snack. Doch als Dr. Panda die Fotos auswertete, die die Versuchsteilnehmer von ihrem Essen gemacht hatten, fand er etwas völlig anderes heraus: Die Leute essen den lieben langen Tag.

Viele der Versuchspersonen aßen mehr als ein Dutzend Mal täglich. Die mittlere Zeitspanne vom ersten bis zum letzten Essen des Tages betrug fast 15 Stunden, bei der Hälfte dieser Menschen sogar noch mehr! Nur jeder Zehnte aß zwölf Stunden oder weniger.

Diese moderne Gewohnheit, andauernd zu essen, hat überhaupt nichts Natürliches an sich. Wenn Sie schon mal Camping gemacht haben, dann wissen Sie vielleicht, wie es ist, im Dunkeln zu kochen. Es ist ganz und gar kein Spaß – und das Saubermachen hinterher erst recht nicht. Jetzt stellen Sie sich vor, Sie müssten das ohne Taschenlampe hinbekommen, gerade mal vom Flackern des Lagerfeuers, vielleicht noch unterstützt vom schwachen Glimmen einer Öllampe beleuchtet. Ein spätabendliches Essen wird so zu einem riesigen Arbeitsaufwand und einen Mitternachtssnack zuzubereiten wird so fast unmöglich.

Vor der industriellen Revolution taten das die Menschen nach Einbruch der Dunkelheit auch kaum, denn es war einfach zu dunkel. Im Norden Indiens, Buddhas Heimat, war Tageslicht meistens nicht länger als elf Stunden täglich vorhanden – und nur fünf Stunden gab es pralles Sonnenlicht. In diese kurze Zeitspanne mussten die Menschen nicht nur die Nahrungsaufnahme, sondern auch Kochen, Saubermachen, Anziehen, Waschen, Pflanzen, Ernten und vieles mehr packen. Im Vergleich zu den unzähligen Generationen vor dem Beginn des

Ackerbaus hatten sie es sogar noch leicht. Denn die armen Seelen dieser Zeit mussten während der knappen Helligkeitsdauer ihr Essen auch noch jagen und töten. Viele von ihnen aßen vermutlich so, wie es wild lebende Fleischfresser wie Löwen und Tiger tun: nicht täglich, geschweige denn den ganzen Tag lang.

Als Buddha von seinen Mönchen verlangte, nur bis zur Mittagszeit zu essen, war das sicherlich ein Einschnitt, der allerdings weniger radikal war, als es für uns heute erscheinen mag. Die Vorstellung, man solle ständig während seiner wach verbrachten Zeit sporadisch essen, ist nicht viel älter als die Glühbirne und entspricht mit Sicherheit nicht der Essensweise, die die Menschheit ursprünglich entwickelte. Entwicklungsgeschichtlich gesehen könnte es auch gerade erst gestern gewesen sein – und in Ländern wie Burma, Thailand und Sri Lanka folgen Hunderttausende buddhistische Mönche noch heute täglich Buddhas strengen Essensregeln. Mit der Buddha-Ernährung kehren wir ein wenig auf diesen ursprünglichen Weg zurück und gönnen damit unserem Stoffwechsel jede Nacht die angenehm lange Ruhepause, die auch unsere Vorfahren hatten. Es fühlt sich vielleicht am Anfang für Sie etwas unnatürlich an, aber jeder Erdenbewohner machte es damals ganz genau so – und fast das gesamte Tierreich noch immer.

Jeder weiß, wie schwer es ist, mit Gewohnheiten zu brechen, und für viele Menschen gilt das für Essgewohnheiten umso mehr. Deshalb empfehlen wir eine schrittweise Vorgehensweise. Sie müssen nicht über Nacht Ihre komplette Essensroutine über den Haufen werfen – gehen Sie einfach nach den vorgegebenen Stufen vor und Sie landen innerhalb kurzer Zeit bei der Buddha-Diät, beim Intervallfasten.

Stufe 0: Essen rund um die Uhr

Stufe 0 ist Ihr jetziger Status, Ihre Basis. Dieser Ist-Zustand ist vielleicht auch der ursprüngliche Grund dafür, dass Sie jetzt dieses Buch in Händen halten. Unser Ziel ist es, Sie von dieser Stufe so schnell wie möglich runterzuholen. Noch heute. Wie wir schon gezeigt haben, ist das gedankenlose Rund-um-die-Uhr-Essen, was viele für normal halten, alles andere als normal. Leider stehen uns Lebensmittel jederzeit billig, einfach und in schlechter Qualität zur Verfügung. Das Diagramm illustriert die beklagenswerte moderne Ernährungsnorm.

Beim Blick auf das Diagramm werden Sie vielleicht denken: Unsinn, ich esse niemals 16 Stunden am Tag! Wirklich nicht? Denken Sie mal genau darüber nach. Der kleinste Bissen zählt. Keine ganze Mahlzeit zu essen bedeutet nicht, dass Sie gar nicht essen. Snacken Sie nebenbei beim Fernsehen? Trinken Sie abends ein Glas Wein? Lutschen Sie zwischendurch ein Bonbon? All das zählt. Jetzt, wo Sie sich bewusst gemacht haben, dass Ihre derzeitige Essens-Uhr viel zu großzügig misst, ist es an der Zeit, sie zurückzustellen.

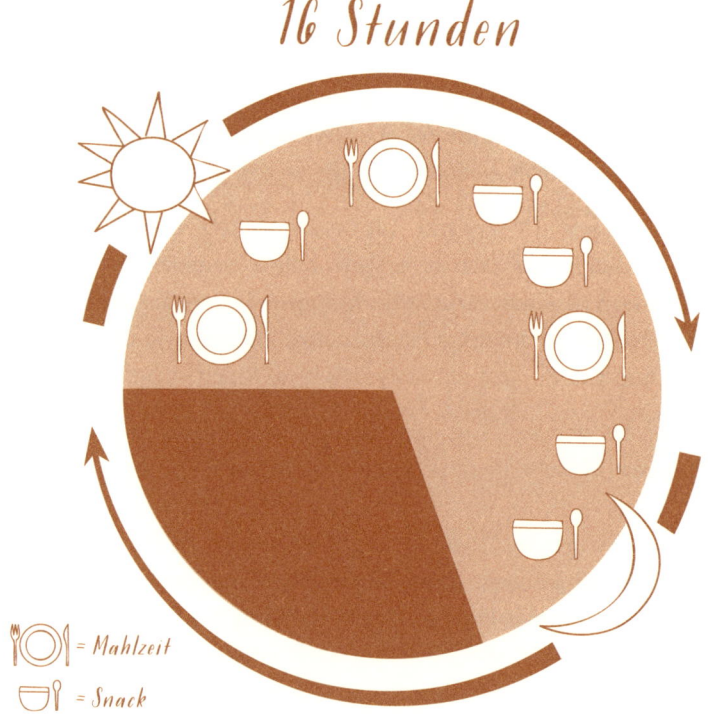

Stufe 1: Das Zwölf-Stunden-Fenster

Die erste echte Stufe des Intervallfastens besteht darin, Ihre Essenszeiten auf zwölf Stunden am Tag zu beschränken. Machen Sie sich keine Gedanken über das, was Sie essen oder wie viel Sie essen – essen Sie einfach das Gewohnte, nur eben in einer Spanne von zwölf Stunden am Tag. Der übliche Zeitplan ist für die meisten Menschen von sieben Uhr morgens bis sieben Uhr abends oder von acht Uhr morgens bis acht Uhr abends, aber Sie entscheiden, welches Zeitfenster Ihnen am besten passt. Wenn Ihr Arbeitstag früh morgens beginnt, frühstücken Sie vielleicht um sechs Uhr. Wenn Sie ein Langschläfer sind, wollen Sie vielleicht erst um zehn oder halb elf Uhr morgens essen – aber lassen Sie es nicht allzu spät werden. Es gibt Hinweise, dass das spätabendliche Essen problematisch sein kann, besonders dann, wenn man abnehmen möchte. Der genaue Grund dafür ist nicht bekannt, aber es wäre möglich, dass der Körper die Kalorien schlechter verarbeiten kann, wenn der Stoffwechsel nicht in Einklang mit dem zirkadianen Rhythmus arbeiten kann. (Für Menschen, die in Nachtschichten arbeiten müssen, ist das ein Problem. Neuere Studien lassen vermuten, dass das Abnehmen schwerer wird, wenn man in der Nacht arbeitet und tagsüber schläft, teilweise deshalb, weil der Körper Kalorien dann anders verbrennt.)

Welches Zeitfenster auch immer Sie wählen, beenden Sie Ihr abendliches Essen (das schließt *alles* – wie Dessert oder Knabbereien – mit ein) auf jeden Fall innerhalb dieser zwölf Stunden, wie das Diagramm verdeutlicht.

Machen Sie sich bewusst, dass Sie nicht snacken *müssen*, auch wenn wir kleine Zwischenmahlzeiten in das Diagramm aufgenommen haben. Es ist mehr als wahrscheinlich, dass Sie in dieser Zeit snacken werden – womöglich sogar nicht gerade wenig. Doch die Anzahl der Mahlzeiten und Snacks bleibt Ihnen überlassen. Uns geht es um das *Wann*, nicht um das *Wieviel* oder *Was*. Damit das funktioniert, ist es für viele auch nicht nötig, die Zeiten festzulegen, zu denen sie essen. Doch das abendliche Snacken müssen Sie einstellen.

12 Stunden

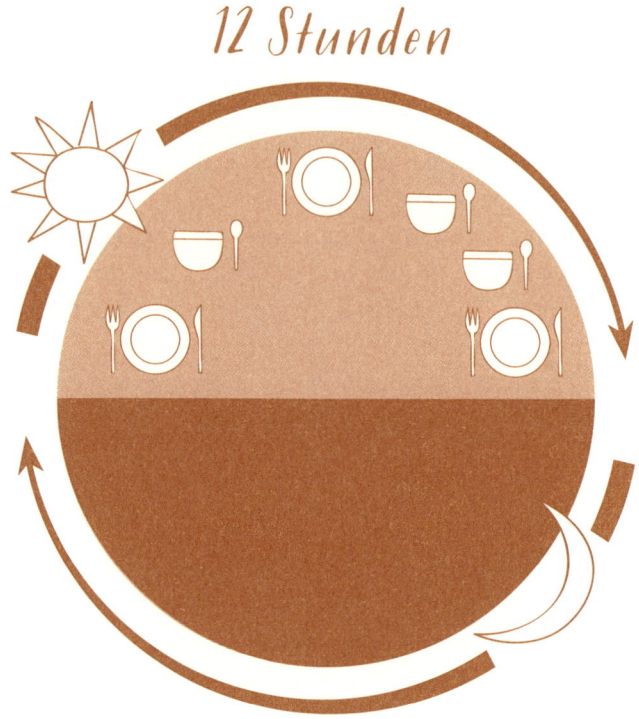

Etwas, was Sie an dieser Stelle feststellen werden, ist vielleicht, wie viel Sie noch *nach* dem Abendessen zu sich nehmen. In der Smartphone-Studie verdrückten die Teilnehmer mehr als ein *Drittel* aller Kalorien nach 18 Uhr – und fast alles davon waren wahrscheinlich überflüssige. Die Wissenschaftler brachten es präzise auf den Punkt: »Nach 18.36 Uhr gegessenes Essen überstieg den Kalorienbedarf für die Erhaltung des Körpergewichts.« Ob es jetzt das Popcorn im Kino, der Cocktail in der Bar oder der Wein auf dem Sofa ist – Sie wären überrascht, wie viel Sie allabendlich konsumieren. Damit ist es jetzt vorbei. (Und ja, auch das Trinken zählt. Dazu haben wir ein ganzes Kapitel in diesem Buch aufgenommen.)

Diese erste Stufe ist in vieler Hinsicht die einfachste und die schwierigste zugleich. Einfach ist es deshalb, weil die meisten dafür ihre Essenszeiten nicht verändern müssen – oder nur ein klein wenig –, um die Mahlzeiten in zwölf Stunden unterzubringen. Schwierig ist es, weil wir auf einmal beachten müssen, wann wir essen und weil wir trainieren müssen, auch wirklich aufzuhören, wenn die Zeit gekommen ist. Sie werden wahrscheinlich auch feststellen, dass ein Großteil dessen, was Sie nach dem Abendessen noch essen, zur Fraktion der sogenannten »leeren Kalorien« zählt oder einfach das übliche Junkfood ist. Kaum jemand wird sich einen gesunden Salat oder etwas Kurzgebratenes zubereiten, wenn ihn um 23 Uhr nach einem Snack zumute ist – wir bedienen uns dann doch eher an Eis, Chips oder anderem, was schon fertig, stark verarbeitet und meistens nicht besonders nährstoffreich ist. Ein positiver Nebeneffekt der eingeschränkten Essenszeiten ist also auch, dass Sie nicht mehr massenweise zu solchem Zeug greifen werden. Anfangs wird es sicherlich ein paar Abende geben, an denen Sie es sich nicht vorstellen können, ohne Snack bis zum nächsten Morgen durchzuhalten. Aber Sie werden es.

Wie lange sollte man auf dieser Stufe verweilen? Wir empfehlen zwei Wochen. Für manche sind zwei Wochen zu ambitioniert. Das trifft besonders dann zu, wenn man familiäre oder berufliche Verpflichtungen hat, die darauf erst einmal abgestimmt werden müssen. *Gehen Sie aber erst dann zur nächsten Stufe über, wenn Sie diesem Zeitplan mindestens zwei Wochen gefolgt sind, mit maximal einem »Cheat Day«* (»Ausnahmetag«) pro Woche. Es ist auch in Ordnung, wenn Sie vier Wochen dafür brauchen. Buddha verbrachte Jahre als wandernder Asket, bevor er den Mittleren Weg entdeckte. Erfolg ist wichtiger als Geschwindigkeit. Schon bald wird es Ihnen in Fleisch und Blut übergehen. Denken Sie daran, dass Sie dabei sind, neue Muster zu entwickeln und mit ihnen einen neuen Essens-Zeitplan.

Möglicherweise verlieren Sie schon ziemlich schnell Gewicht – tatsächlich werden Sie umso unmittelbarer abnehmen, je schwieriger dieser Schritt für Sie ist. Obwohl das Abnehmen normalerweise nur langsam in Gang kommt, sind 250 Gramm bis ein halbes Kilo pro Woche realistisch, wie wir auch schon im vorherigen Kapitel erfahren haben. Das mag erst einmal nach nicht so viel klingen, aber bedenken Sie, dass Sie diese Zeitpläne langfristig umsetzen. Und Sie schaffen sich eine brandneue Essensmentalität, die Sie Ihr ganzes Leben begleiten wird. Selbst 250 Gramm pro Woche können sich zu zehn Kilo im Jahr summieren. (Und als nächstes kommt ein ganzes Kapitel über das Wiegen.)

Stufe 2: Das Elf-Stunden-Fenster

In der nächsten Stufe beginnen wir, das Zeitfenster, in dem Sie essen können, weiter einzuschränken. Zuerst verkleinern wir es um eine Stunde – auf elf statt zwölf Stunden. An welcher Stelle Sie diese Stunde einkürzen wollen, bleibt Ihnen überlassen. Manchen fällt es am leichtesten, das Frühstück um eine Stunde nach hinten zu verschieben. Wenn Sie sonst von sieben Uhr morgens bis sieben Uhr abends gegessen haben, versuchen Sie es jetzt von acht Uhr morgens bis sieben Uhr abends. Wenn Sie morgens schon trainieren, dann frühstücken Sie erst danach. Wenn Sie direkt zur Arbeit gehen, dann können Sie vielleicht Ihr Frühstück mitnehmen und eine Frühstückspause einlegen, wenn Sie am Arbeitsplatz angekommen sind. Anfangs werden Sie vermutlich morgens hungrig sein, was aber mehr der Gewohnheit als der biologischen Notwendigkeit geschuldet ist. Die andere Möglichkeit ist, abends eine Stunde abzuknapsen, indem Sie das Abendessen um eine Stunde vorverlegen. Allgemein wird es ohnehin in die Richtung weitergehen, am Abend weniger zu essen, sodass diese Variante Ihnen schon mal einen Einblick in den nächsten Schritt der Diät gibt. Anfangs wird sich diese Einschränkung fremd anfühlen. Sie werden aber nicht verhungern. Wenn Sie nicht schon jetzt bis aufs Skelett abgemagert sind, haben Sie mehr als genug Reserven, die Ihnen durch diese Zeit helfen.

Auch hier ist wieder das Ziel, auf dieser Stufe für zwei Wochen zu verweilen, bevor Sie zur nächsten übergehen. Niemand ist perfekt und natürlich haben wir Verständnis für gelegentliche Ausrutscher. Es gibt sogar Grund zur Annahme, dass ein wenig Schummeln hin und wieder gesund sein kann. (Damit beschäftigt sich noch ein ganzes Kapitel.) Doch mit mehr als einem Cheat Day in der Woche haben Sie die Stufe noch nicht gemeistert. Zu viele Ausnahmetage in der Woche kommt unkontrolliertem Essen nahe. Und das bedeutet, Sie sind wieder auf Stufe 0 zurückgefallen.

Wenn Sie Stufe 2 aber erfolgreich gemeistert haben, dann sieht Ihr Essens-Zeitplan in etwa so aus (vorausgesetzt, Sie haben um eine Stunde am Abend gekürzt) wie im folgenden Diagramm.

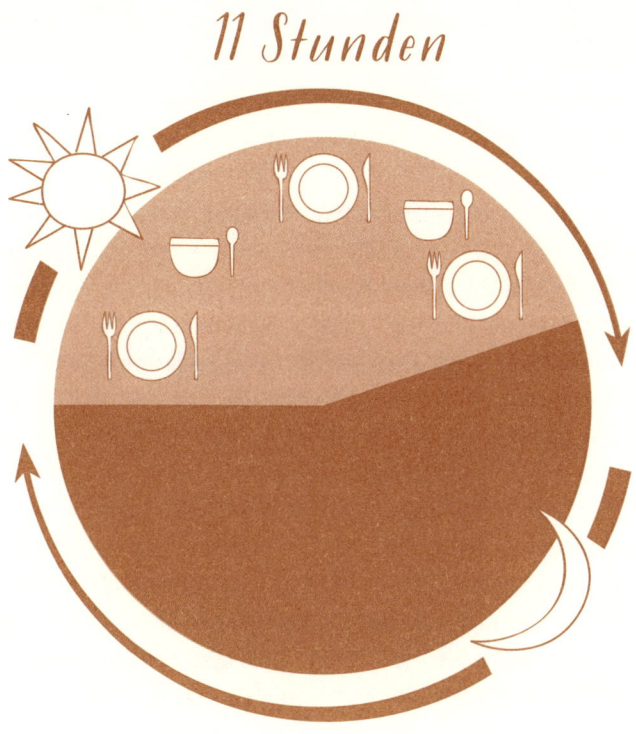

Bei medizinischen Gründen gelten Ausnahmen: Machen Sie sich bewusst, dass manche Menschen ihre Essenszeiten aus medizinischer Notwendigkeit auf mehr als elf Stunden ausdehnen müssen. Manche bekommen Migräne, wenn sie nicht direkt nach dem Aufwachen etwas essen. Andere müssen ihren Blutzuckerspiegel exakt einstellen und zu diesem Zweck viele kleine Mahlzeiten zu bestimmten Zeiten essen. Wenn Sie auch zu denen gehören, die aus medizinischen Gründen bestimmte Essenszeiten einhalten müssen, dann sollten Sie Rücksprache mit Ihrem Arzt halten, bevor Sie etwas daran ändern. Sogar Buddha machte in seinem Regelwerk Ausnahmen für kranke Mönche.

Stufe 3: Das Zehn-Stunden-Fenster

Jetzt sind Sie soweit, die Dinge etwas voranzutreiben und Ihre Essenszeiten auf zehn Stunden täglich zu reduzieren. Um das zu erreichen, müssen Sie vielleicht sowohl das Frühstück als auch das Abendessen verschieben, womöglich sogar alle drei Mahlzeiten. Wir empfehlen nicht, das Frühstück einfach ganz ausfallen zu lassen und dafür zum Beispiel von mittags bis zehn Uhr abends zu essen. Wie schon erwähnt, stellt das spätabendliche Essen – abweichend von Ihrem zirkadianen Rhythmus – für Ihren Körper eine besondere Herausforderung dar. Zudem ist es schwieriger, eine gesunde Essensauswahl zu treffen. (Zum spätabendlichen Essen gibt es widersprüchliche Studienergebnisse, vielleicht unter anderem deshalb, da spätabendliche Esser verschiedene Schlafmuster haben, die ebenfalls ihr Körpergewicht beeinflussen. Doch die Tendenz zu unkontrolliertem Essen in der Nacht ist wohlbekannt und keine Studie kommt zu dem Schluss, es sei eine gute Idee.) Besser, Sie hören früher am Tag auf mit dem Essen, als später zu beginnen.

Vielleicht werden Sie auch feststellen, dass Sie weniger Snacks essen werden, wenn Ihre Hauptmahlzeiten dichter beieinander liegen. Drei Mahlzeiten in zehn Stunden zu quetschen bedeutet auch, dass diese kaum mehr als drei Stunden auseinander liegen. Das macht es unwahrscheinlicher, dass Sie zwischendurch noch Hunger verspüren.

Sollte es doch so sein, dann ist die nächste Mahlzeit nicht weit und Sie können sie abwarten.

Das Zehn-Stunden-Fenster kann schon eine Herausforderung bedeuten, insbesondere dann, wenn Sie gewohnt waren, viel außerhalb dieser Zeiten zu essen. Selbst wenn die vorherigen Stufen noch relativ einfach zu bewältigen waren, könnte es sein, dass Sie für diese Stufe mehr als die zwei Wochen brauchen, um damit zurechtzukommen. Machen Sie sich darüber keine Gedanken – Sie werden auch diese Stufe überwinden, ebenso wie Sie die anderen Stufen schon geschafft haben. Es könnte höchstens ein bisschen länger dauern.

Sie werden auch feststellen, dass es einige Zeiten gibt, in denen das Zehn-Stunden-Fenster besonders schwierig einzuhalten ist – wenn Sie beispielsweise bei der Arbeit Überstunden gemacht haben, wenn Sie Ihr Kind spätabends noch vom Fußballtraining abholen oder wenn Sie ausgehen. Wie bringen Sie das dann im Zehn-Stunden-Fenster unter? Es ist gar nicht so kompliziert, wie es auf den ersten Blick erscheinen mag, und wir beschäftigen uns mit vielen dieser Konflikte in späteren Kapiteln. Ehrlich gesagt ist das Leben niemals perfekt auf eine Diät ausgerichtet. Ausrutscher wird es hier und da immer geben – das passiert jedem. Ein bisschen Schummeln ist nicht gleich ein Weltuntergang. Doch Sie werden Ihre Abnehmziele umso schneller und angenehmer erreichen, je beständiger Sie Ihr Bestes tun, das Zeitfenster einzuhalten. Wie schon bei den anderen Stufen müssen Sie auch hier zwei Wochen dabeibleiben mit höchstens einem Cheat Day in der Woche.

Was Sie tun können, um Ihr Zeitfenster optimal zu planen, ist, Ihr jetziges gesamtes Leben in dieser Hinsicht unter die Lupe zu nehmen. Zum Beispiel wäre es eine nicht so gute Idee, die Diät in den Ferien zu beginnen, wenn vielleicht viele späte Restaurantbesuche und Partys anstehen könnten, oder wenn Sie eine neue Arbeitsstelle antreten. Auch wenn die Buddha-Ernährung längst nicht so einschränkend ist wie andere Diäten (Weihnachten ohne Kohlenhydrate kann ziemlich deprimierend sein), so ist es doch schwer, in stressigen und arbeitsreichen Phasen den Zeitplan nicht zu durchbrechen.

Doch wenn Sie einmal mit dem Zehn-Stunden-Fenster angefangen haben, werden Sie sehen, dass Sie sich zeitig darauf einstellen und schon nach einer Weile gar nicht mehr viel über die Diät nachdenken, weil sie Ihnen in Fleisch und Blut übergegangen ist.

Damit sieht unser Essensplan folgendermaßen aus:

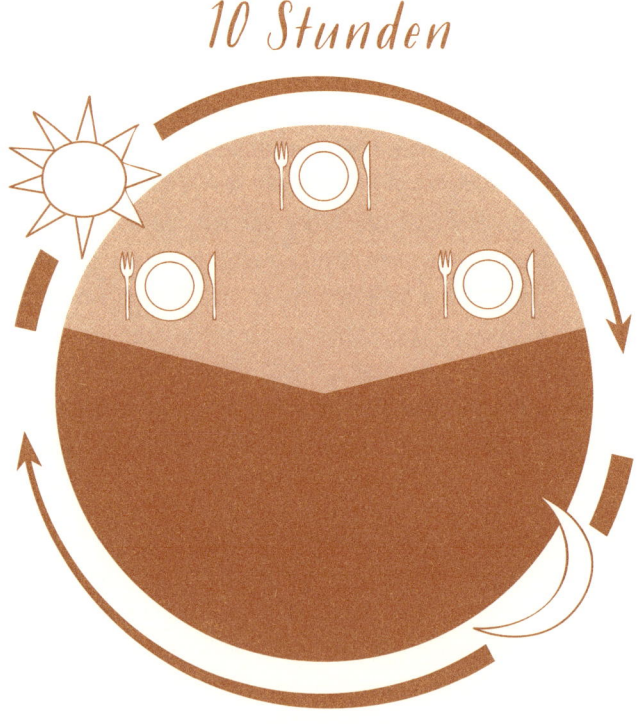

Stufe 4: Das Neun-Stunden-Fenster

In Stufe 3 haben Sie womöglich schon einen Gewichtsverlust feststellen können, insbesondere, wenn Sie schon vorher außerhalb des Zehn-Stunden-Fensters gut gegessen haben. Wenn Sie jetzt ein gutes Ergebnis sehen, können sie noch ein paar Wochen dranhängen und beobachten, ob Sie weiterhin wie gewünscht abnehmen. Dennoch ist das Ziel dieser Diät und gleichzeitig der Weg zum größtmöglichen Erfolg der, auf neun Stunden zu reduzieren, womit der Zeitplan wie in der Grafik dargestellt aussieht.

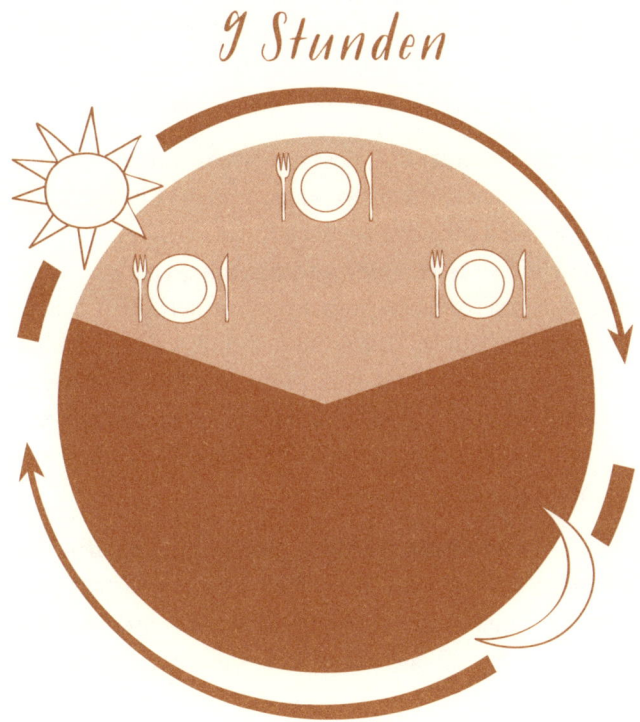

Sehr wahrscheinlich werden Sie bei dem Neun-Stunden-Fenster be-
merken, dass Sie zum Abendessen nicht so viel brauchen. Das scheint
erst einmal widersprüchlich zu sein – schließlich muss dieses Essen
Sie 15 Stunden satt halten, bis zum Frühstück! Doch die meiste Zeit
davon verbringen Sie schlafend und Ihr Stoffwechsel wird natürlicherweise runterfahren. Weil das Abendessen jetzt zwangsläufig zeitlich
näher an das Mittagessen herangerückt ist, werden Sie nicht so viel
Hunger verspüren. (Natürlich beeinflusst das, was Sie essen, auch, wie
hungrig Sie sind – und das Kapitel »Was essen?« folgt noch.)

Was auch immer Sie tun, geben Sie nicht der Versuchung nach, sich
eine Extraportion aufzuladen, aus Angst, später Hunger zu bekommen. Sie sind kein Bär, der einen ganzen Winter lang ausharren
muss – schon am nächsten Morgen bekommen Sie ein gutes
Frühstück. Essen Sie nur so viel, wie Sie *jetzt gerade* brauchen, und Sie
werden feststellen, dass der erwartete Hunger ausbleibt.

Die nächste gute Nachricht ist, dass das Neun-Stunden-Fenster etwas
mehr Spielraum zum Ausscheren bietet. Vielleicht haben Sie es trotz
aller guten Vorsätze mal nicht geschafft, Ihr Abendessen früh genug
zuzubereiten und zu essen. Oder Sie müssen wegen eines auf den frühen Morgen angesetzten Meetings schon vor der Arbeit frühstücken.
Oder Ihre kranken Kinder halten Sie auf Trab und Sie können nicht
auch noch übers Essen nachdenken. Wenn Sie Ihre Deadline also ein
wenig überschreiten, befinden Sie sich immer noch im Zehn-Stunden-
Fenster – und das ist noch immer eine riesengroße Verbesserung gegenüber Ihren alten Essgewohnheiten.

Wenn Sie ins Neun-Stunden-Fenster gewechselt sind, dann machen
Sie die Buddha-Diät. Glückwunsch, Sie haben es geschafft. Jetzt sind
Sie das, was Buddha einen *sottapana* nannte, einen »Strom-Eingetre-
tenen«. Es ist jetzt nur noch eine Frage der Zeit, dass Sie Ihr Zielgewicht erreichen.

Doch nicht nur das. Sie werden auch für alle Zeiten veränderte Essgewohnheiten annehmen. Ihr nächtlich besinnungslos reinschaufeln-
des Ich? Vorbei. Das gedankenlose Snacken tagsüber aus Langeweile
oder Stress? Vergangenheit. Das 24-Stunden-Buffet-der-miesen-

Wahl? Nie mehr. Wie Ihr Körper hat auch Ihr Gehirn eine Wandlung vollzogen. Das äußert sich in größerer Disziplin, gezielterer Auswahl und erhöhter Aufmerksamkeit dem Essen gegenüber. Wenn Essenszeiten und -auswahl einen größeren Stellenwert bekommen, wird es schnell sehr viel leichter, sich von dem ungezügelten Hamsterverhalten aus dem alten Leben zu verabschieden.

Es gibt auch Theorien, die noch kürzere Essensfenster vertreten. Ein jüngst erschienenes Buch geht von sechs Stunden aus, andere Studien genehmigten ihren Versuchsteilnehmern nur eine Mahlzeit am Tag. Und natürlich sind da dann auch noch diese heutigen Mönche, die nur zwischen Sonnenaufgang und der Mittagszeit essen. Doch im Sinne des Mittleren Weges sind wir der Ansicht, mit dem Neun-Stunden-Fenster die richtige Balance gefunden zu haben. Ja, es ist eine Veränderung, die auch nicht frei von Hindernissen ist, mit denen sich der nächste Abschnitt in diesem Buch beschäftigen wird. Andererseits ist es auch nicht *so* schwer, das Frühstück etwas nach hinten und das Abendessen nach vorne zu verschieben. Jeder tat das vor unseren modernen Zeiten. Auch Sie können das.

Kapitel 5: Was wog Buddha?

Wie viel hat Buddha gewogen? Wir haben keine Ahnung. Auch er wusste es sicher nicht. Obwohl einfache Balkenwaagen schon fast überall verbreitet waren, wurden sie doch hauptsächlich für den kommerziellen Handel verwendet. Als jemand, der als Prinz geboren wurde und als Mönch endete, mag Buddha zeit seines Lebens niemals etwas gekauft haben.

Auch ist unklar, ob sich vor unseren modernen Zeiten überhaupt jemand für sein eigenes Körpergewicht interessiert hat. Das war auch nicht so ohne Weiteres möglich, bis im späten 19. Jahrhundert in den USA die ersten mechanischen Säulenwaagen in Drogerien und Lebensmittelgeschäften auftauchten. Einige Jahrzehnte später kamen dann kleinere Badezimmerwaagen auf den Markt. Dann dauerte es nicht lange, bis jeder sein Körpergewicht kennen wollte.

Wir wollen nicht, dass Sie eine Fixierung auf die Zahl entwickeln, die Sie auf der Skala sehen. Ihr Gewicht hat nichts mit Ihrem Wert zu tun. Doch wenn Sie sich bisher nicht regelmäßig auf die Waage gestellt haben, dann sollten Sie jetzt damit beginnen. Sie sollten sich sogar täglich wiegen!

Das tägliche Wiegen

Warum täglich? Nun, Ihr Ziel ist es, so viele Variablen zu beseitigen wie möglich. Ihr Gewicht ist ständig Schwankungen unterworfen, von Tag zu Tag, von Stunde zu Stunde – ob Sie nun abzunehmen versuchen oder nicht. Ein halber Liter Kaffee wiegt ziemlich genau ein halbes Kilo. Wiegen Sie sich also morgens einmal vor und einmal nach Ihrem Morgenkaffee. Was vermuten Sie? Sie wiegen verschieden viel. Ihr Frühstück, Ihre Kleidung, Ihr Handy – das alles wiegt etwas. Und wenn Sie eine Veränderung von fast einem Viertel Kilo über eine Woche feststellen wollen, entspricht das täglich etwas mehr als 30 Gramm – kaum weniger als das iPhone, das Sie vielleicht ganz versehentlich nicht aus der Hand gelegt haben. Wenn Sie immer denselben Pyjama tragen, dann können Sie diesen anbehalten, wenn Sie möchten. Doch schon verschiedene T-Shirts können verschieden viel wiegen, selbst wenn diese die gleiche Konfektionsgröße haben sollten, das kann mehrere zig Gramm ausmachen. Wiegen Sie sich also täglich zur selben Zeit, tragen Sie dabei dieselbe Kleidung (oder aber gar keine) und nehmen Sie dieselbe Waage. So einfach ist das.

Zu welcher Zeit wiegen Sie sich am besten? Ideal ist das Wiegen morgens, vor dem Frühstück. Praktisch ist es direkt nach dem Aufstehen, direkt vor dem Duschen, denn da sind Sie schon unbekleidet. Doch wenn es morgens zu hektisch ist, finden Sie besser einen anderen Zeitpunkt.

Worum geht es bei all dieser Wiegerei? Ganz einfach: Die Beweise, dass häufiges Wiegen beim Abnehmen hilft, sind zahlreich. In einem neueren Vergleich von 17 Studien zur Gewichtskontrolle und zum Gewichtsmanagement zeigte sich in allen Studien das regelmäßige Selbst-Wiegen als hilfreich. Und in einer über zwei Jahre durchgeführten Studie konnte man nachweisen, dass Erwachsene, die sich täglich wogen, Gewicht verloren, während diejenigen, die nur einmal monatlich auf die Waage stiegen, sogar zunahmen. Natürlich verbrennt das tägliche Auf-die-Waage-und-herunter-Steigen keine Kalorien, doch das Beobachten des Gewichts macht dem Menschen offensichtlich bewusst, wie es durch Ernährung und Lebensstil beeinflusst wird.

Und das ist wesentlich. Ein Schwerpunkt der Buddha-Diät liegt darin, zu lernen, wie der tägliche Essrhythmus unser Gewicht beeinflusst. Wenn Sie auf das Wiegen verzichten, dann verzichten Sie auf wertvolle Daten, die Ihnen diesen Zusammenhang verdeutlichen. Manche fürchten, der regelmäßige Blick auf die Waage könnte demotivierend oder deprimierend sein, doch neuere Untersuchungen können das nicht bestätigen. Wie eine Studie zeigt, lassen sich auf diese Weise nebenbei »kleine Gewichtsabweichungen nach oben erfassen und rückgängig machen«, sodass man in der Spur bleibt.

Manchen mag das zwanghaft vorkommen. Jeden Tag das Gewicht ermitteln? Definieren wir uns wirklich über eine Zahl? Natürlich nicht.

Schließlich können Sie dann, wenn Sie Ihr Zielgewicht erreicht haben und ohne Probleme an Ihren Essenszeiten festhalten, diese Gewichtskontrolle lockern. (Ein Kapitel zur Gewichtskontrolle finden Sie später noch in diesem Buch.) Vielleicht legen Sie in den Ferien ein paar Pfund zu (es ist wirklich sehr schwer, aufs Essen zu verzichten, wenn alle anderen um einen herum feiern und schlemmen), aber mit der Buddha-Ernährung kommen Sie schnell wieder auf den richtigen Weg – und das passiert ganz automatisch, wenn das Feiern vorbei ist. Die zeitweisen Höhen und Tiefen machen kaum etwas aus.

Unser Gewicht kann uns deutliche Hinweise geben. Ärzte wissen das natürlich. Oft ist der erste Schritt, den Sie in ein Sprechzimmer tun, der auf die Waage. Obwohl es eine so simple Sache zu sein scheint, kann es Ihrem Arzt ein Gefühl für eine Entwicklung vermitteln. Haben Sie innerhalb der letzten drei Arztbesuche zugenommen? Vielleicht steckt mehr als nur ein Ernährungsproblem dahinter und es gibt einen medizinischen Hintergrund. Oder Sie verlieren Gewicht – das reicht schon, den Arzt aufhorchen zu lassen, ob sich da etwas Besorgniserregendes zusammenbraut, physiologisch oder emotional.

Ebenso wie der Arzt Ihren Blutdruck, Ihren Cholesterinspiegel und andere Werte beobachtet, kann auch das Gewicht ein aussagekräftiger Wert sein. Die Zahl macht Sie weder zu einem guten oder schlechten, noch zu einem schwachen oder starken Menschen. Es ist nur eine Zahl, die einen Einblick gewährt – einen Einblick, den Sie zur Verfeinerung und Perfektionierung Ihrer Buddha-Diät nutzen können.

Das tägliche Wiegen ist ein Kontrollinstrument für Ihr Ernährungsverhalten und Ihre Gesundheit. So, wie Buddha auch den Beweis forderte, den er mit eigenen Augen sehen konnte, so wird Ihnen dieses tägliche Ritual dabei helfen, mittels Daten zu erkennen, was funktioniert und was nicht. Haben die beiden Cheat Days schmerzliche Folgen oder merkt man kaum etwas? Werden Sie von einem auf den anderen Tag noch etwas leichter, wenn Sie das Fasten-Fenster noch eine halbe Stunde verlängern? Das alles erfahren Sie nicht, wenn Sie nicht auf die Waage steigen.

Wie meistens bei der Buddha-Diät, geht es auch beim Wiegen darum, der Sache Aufmerksamkeit zu schenken, *aber nicht zu viel Aufmerksamkeit*. Selbst dann, wenn Sie Ihr Wiege-Ritual sehr bewusst durchführen, werden kleine, bedeutungslose Schwankungen unvermeidlich sein. Unser Gewicht ist niemals konstant. Viel wichtiger ist es, Muster zu erkennen, die sich über mehrere Tage oder gar Wochen beobachten lassen. Am einfachsten können Sie das mit einer Digitalwaage machen, die mit Ihrem Handy oder Tablet verbunden ist. Das wirkt zuerst vielleicht wie ein überflüssiges Spielzeug, aber Sie bekommen mit einer schönen Grafik eine Übersicht über Ihre Gewichtsentwicklung und Ihre Zielrichtung. Wenn Sie nicht so viel Geld ausgeben möchten, gibt es auch einige Apps, die Ihnen nach der täglichen manuellen Eingabe Ihres Gewichts dieselben Grafiken und Tabellen ausgeben. Wenn Sie sich trauen, dann können Sie diese Apps auch mit ein, zwei Freunden teilen, um sich gegenseitig dazu zu motivieren, das Ziel im Auge zu behalten. Sie entscheiden, doch legen Sie Ihren Fokus nicht *zu* sehr auf das tägliche Gewicht von irgendjemand anderem. Überblicken Sie lieber Ihre persönlichen Trends über mehrere Tage und Wochen und Sie werden feststellen, dass Sie sich auf dem Weg zum Ziel befinden.

Obwohl es die meisten heute vorziehen, sich in den eigenen vier Wänden auf die Waage zu stellen, gibt es doch hier und da noch diese altmodischen öffentlichen Waagen. Im wunderbaren Jardin de Luxembourg in Paris stehen noch einige davon. Auf den Originalen steht ein einfaches Motto, das man in etwa so übersetzen kann: »Der, der sich häufig wiegt, kennt sich selbst gut. Der, der sich selbst gut kennt, lebt gut.«

Natürlich können Sie aber auch ein gutes Leben führen, ohne zu wissen, wie viel Sie wiegen. Doch Sie lernen sich besser kennen, wenn Sie Ihr Gewicht im Blick behalten. Es führt Ihnen vor, wie Ihr Körper auf Nahrung reagiert und verleiht Ihnen die Kontrolle über diesen Zusammenhang.

Kapitel 6: Was essen? Und was nicht?

Schaut man sich auf der Welt um, findet man unglaublich viele unterschiedliche Ernährungsweisen. Es gibt solche, die fast ausschließlich auf Fleisch basieren, und es gibt streng vegetarische. Es gibt Kulturen, die hauptsächlich Eiweiß oder Fett oder Kohlenhydrate (aus Getreide) essen. Manche Länderküchen basieren auf Reis, andere auf Weizen, auf Mais oder auf Kartoffeln. Auch die Bandbreite, wie viel gegessen wird, ist riesig. Bei einer weltweiten Untersuchung zu Ernährungsweisen fand man alles: von 800 bis 12.500 kcal täglich!

Es mag biologische Unterschiede in der Bevölkerung geben – so sind manche Bevölkerungsgruppen wie zum Beispiel die Tibeter für so lange Zeit isoliert gewesen, dass sich ihr Stoffwechsel etwas anders als der anderer Menschen entwickelt hat. Grundsätzlich scheint es aber so zu sein, dass Menschen auf Basis einer sehr großen Bandbreite an Lebensmitteln leben und gedeihen können.

Beim Intervallfasten gibt es keine verbindlichen Regeln zur Auswahl der Lebensmittel. Viel wichtiger ist es, dass Sie das essen, was Sie mögen, was Sie sättigt und was Ihnen guttut. Denn das größte Problem mit den klassischen Reduktionsdiäten ist nicht, dass sie nicht funktionieren, sondern dass ihnen kaum jemand folgen kann. Eine Diät, bei der man sich schlecht fühlt, kann man nicht lange durchhalten.

Wie schon erwähnt, hat Buddha in Bezug auf die Lebensmittelauswahl kaum etwas geäußert. Wie alle Mönche aß er das, was die dortigen Menschen ihm anboten. Einige wenige Vorschriften verlangen, dass Mönche nicht um reichhaltiges oder ausgefallenes Essen *bitten* dürfen – doch bekommen sie es angeboten, dann dürfen sie es auch essen. Die Mönche wurden aber nicht ermutigt, mehr Essen anzunehmen, als sie brauchten oder aber es in ihren Schüsseln so zu arrangieren, dass es nach weniger aussah, als es war. Nur eine Einschränkung kann man Buddha auf jeden Fall zuordnen: Er war ein »Locavore«, also jemand, der sich von Produkten aus der Region ernährt, denn all seine Lebensmittel erhielt er auf seinen täglichen Almosen-Rundgängen, die er zu Fuß zurücklegte. Dabei ist es keineswegs so, als habe es in Indien keine wählerischen Esser gegeben. Wie noch heute folgten auch damals fromme Brahmanen komplexen Regeln rund um Essen und Trinken. Sie waren strenge Vegetarier, die ebenso auf Eier, Zwiebeln und Knoblauch verzichteten. Selbst Pilze mieden sie mit dem Argument, sie seien »unrein«, weil sie auf Dung wachsen (was wirklich ekelhaft klingt.) Daneben gab es noch strengere Ernährungsformen, bei denen Abgestandenes und Überreifes ebenso verboten war wie alles, was das falsche Aroma oder die falsche Textur hatte. Und es gab Regeln dafür, welche Kasten-Angehörigen von welcher anderen Kaste Essen akzeptieren durften, was Buddha konsequent ablehnte. (Unter seinen Anhängern machte er keine Kastenunterschiede.)

Buddha mag sich gegen diese ganzen pedantischen Ernährungsformen gestellt haben, indem er festlegte, dass seine Mönche und Nonnen nur essen sollen, was sie erhalten. Angesichts der vielen Essensrestriktionen, die wir heute kennen – Low Carb, glutenfrei, Paleo und all das – wäre er vermutlich entmutigt gewesen. Er wollte nicht, dass seine Anhänger sich zu viele Gedanken um ihr Essen machen. Er wollte, dass die Menschen das Essen als die Energiequelle verstehen, die sie ist, und es damit auf sich beruhen lassen.

Deshalb besteht unser Rat auch nicht so sehr darin, in gute und schlechte Lebensmittel zu unterteilen, sondern vielmehr darin, *nützliche* Lebensmittel in den Fokus zu nehmen.

Zucker

Die Rolle, die Zucker in Hinblick auf Adipositas spielt, haben wir schon im Kapitel »Warum werden wir dick?« (S. 24) betrachtet. Deshalb ist unsere Empfehlung, Zucker zu reduzieren, sicher keine Überraschung. Bei der Buddha-Diät ist das größte durch Zucker verursachte Problem der Hunger. Es gibt einen Grund dafür, warum es so schwer ist, nur einen Keks zu essen oder nur ein einziges Mal an einem Eis zu schlecken. Der Zucker sorgt für einen Ausstoß des Hormons Insulin, das bewirkt, dass Sie mehr Zucker wollen. Es geht weniger darum, dass Zucker ungesund ist, sondern darum, dass er *nicht hilfreich* ist.

Natürlich ist das Reduzieren von Zucker für die meisten von uns leichter gesagt als getan. Wissenschaftliche Untersuchungen zeigen, dass unsere generelle Vorliebe für Süßes »sowohl angeboren als auch universell« ist, doch gleichzeitig kann sich unsere Präferenz von Zucker in bestimmten Lebensmitteln im Laufe der Zeit auch verändern. Geschmacksforscher konnten nachweisen, dass jeder von uns einen spezifischen sogenannten »bliss point« (übersetzt »Sättigungspunkt«) besitzt, den sie folgendermaßen beschreiben: »die präzise Menge an Süße – nicht mehr und nicht weniger –, die Essen und Trinken so genussvoll wie möglich macht.« Doch diese Menge verschiebt sich mit der Zeit. Beispielsweise stellten Wissenschaftler mithilfe von verschieden konzentrierten Zuckerlösungen fest, dass Kinder und Jugendliche süßere Konzentrationen bevorzugen als Erwachsene.

Wie schon beschrieben, ist eine schlechte Nachricht zum Zucker die, dass man immer mehr möchte, je mehr man davon isst. Unser Körper gewöhnt sich an den süßen Geschmack ebenso, wie er sich an Drogen gewöhnt, sodass immer mehr Süße nötig ist, um dieselbe Reaktion zu erreichen. Viele von uns sind abhängig von all dem zugesetzten Zucker in unserem Essen.

Die gute Nachricht ist, dass man den Mechanismus auch wieder umkehren kann: Je weniger Zucker Sie essen, desto weniger werden Sie mit der Zeit auch wollen. Ihr »bliss point« verschiebt sich nach unten und Sie brauchen viel weniger Zucker, um Ihr Essen und Ihre Getränke genauso wie zuvor genießen zu können. Versuchen Sie mal für ein paar Wochen, in Ihren Kaffee oder Tee nur die Hälfte des Zuckers zu geben, und Ihre übliche Mischung wird Ihnen viel zu süß vorkommen.

Gewürzte, verarbeitete Lebensmittel und Snacks

Wenn Sie ein paar Jahrhunderte zurückblicken, sehen Sie ebenso, dass viele unserer heute gebräuchlichen Gewürze damals in den meisten Teilen der Welt unbekannt waren oder einen unfassbaren Luxus darstellten. Schwarzer Pfeffer stammte aus Süd- und Südostasien und musste nach Europa über den Indischen Ozean verschifft werden. Das war nicht billig. Selbst Salz war kostspielig, solange man nicht nahe genug am Meer wohnte, um selbst welches gewinnen zu können. Ganze Imperien entstanden durch den Salzhandel. Wir entwickelten uns in einer Zeit, in der diese Aromen sehr rar waren, und hatte man die Gelegenheit, dann genoss man davon so viel wie möglich. Kein Wunder, dass unsere Körper nicht immer auf gesunde Weise auf den heute stets existierenden Überfluss reagieren.

Wer kennt sie nicht, diese gewissen Dinge, von denen wir nicht genug bekommen können, auch wenn wir gar nicht hungrig sind. Achten Sie mal darauf, wie Sie auf unterschiedliche Nahrungsmittel reagieren. Verarbeitete Lebensmittel sind meistens die schlimmsten, denn sie sind so entwickelt worden, dass sie süchtig machen. In einer Studie der University of Michigan wurden fast 400 Freiwillige dazu befragt, welche Nahrungsmittel sie mit typischem Suchtverhalten assoziieren – beispielsweise nicht mehr aufhören können zu essen, essen, obwohl die negativen Konsequenzen bekannt sind, und das Aufkommen klassischer Entzugssymptome. Die Top Sieben waren Pizza, Schokolade, Chips, Kekse, Eis, Pommes frites und Cheeseburger – lauter stark verarbeitete Lebensmittel. (Und wenn Sie diese Liste nicht hungrig macht, dann haben Sie dieses Buch womöglich gar nicht nötig.) Ganz unten in der Liste standen dagegen Möhren und Gurken. Die Forscher fassten zusammen: »Die Wahrscheinlichkeit, dass ein natürliches, unverarbeitetes Lebensmittel wie beispielsweise ein Apfel eine suchtähnliche Reaktion auslöst, ist sehr viel geringer als für ein stark verarbeitetes Produkt wie beispielsweise einen Keks« – obwohl beide Zucker enthalten. Der Zucker aus dem Keks wird wesentlich schneller ins Blut transportiert als der aus dem Apfel. Für die meisten von uns bedeutet das: Besteht unsere letzte Mahlzeit des Tages aus einer Tüte Kartoffelchips, handeln wir uns richtig Probleme ein. Erstens essen wir garantiert mehr, als wir denken: Erst futtern wir die ganze Tüte leer, dann brechen wir vielleicht sogar die nächste an, wenn gerade eine da ist. Und zweitens werden wir schnell wieder hungrig, selbst wenn es uns gelingt, uns zu disziplinieren, weil unser Körper die Stärke in Windeseile verdaut und nach mehr verlangt. Auf das Frühstück zu warten, um wieder essen zu können, wird zu einer Tortur.

Wenn Sie ins Intervallfasten einsteigen, dann lernen Sie die Tricks und Launen Ihres Körpers kennen. Für die meisten gilt, dass Eiweiß (Protein) besser sättigt als einfache Kohlenhydrate. Die Verdauung von Protein braucht auch mehr Energie. Fett hat ähnliche Eigenschaften. In einer Studie, in der die Testpersonen ihrem Essen etwas Fett zusetzen sollten, ohne dass sich der absolute Kaloriengehalt veränderte, wurde dadurch der Beginn der nächsten Mahlzeit um mehr als eine halbe Stunde verzögert. Das Fett machte die Probanden länger satt. Auch für Nahrungsmittel mit Vollkorngetreide und Ballaststoffen gilt dies. Sie sättigen besser als solche aus hochgradig ausgemahlenem Mehl und Stärke. In einer weiteren Studie berichteten die Probanden, zwei bis drei Stunden nach einer ballaststoffreichen Mahlzeit weniger hungrig zu sein. Nahrungsmittel mit einem hohen Anteil an Nahrungsfasern führen auch dazu, dass weniger gesnackt wird.

Auch bei der Buddha-Diät sollten Sie stets Vollkornprodukte bevorzugen, denn diese sättigen länger als Lebensmittel mit raffinierten Kohlenhydraten und machen Sie weniger anfällig für Schummeleien.

Diese Regeln gelten ebenso für Snacks: Proteinreiche Snacks sind im Kampf gegen Hungergefühle am besten geeignet, kohlenhydratreiche am schlechtesten. Noch etwas, was Sie sich merken sollten: Snacken Sie nicht, wenn Sie gar keinen Hunger haben. Es klingt zwar selbstverständlich, aber Untersuchungen zeigen, dass eine ohne Hunger gegessene Zwischenmahlzeit überhaupt keinen Einfluss darauf hat, was Sie in Ihrer nächsten Mahlzeit essen. Auch, wenn manche meinen, viele kleine Mahlzeiten wären bei einer Diät hilfreich, zeigen neuere Untersuchungen doch das Gegenteil, und zwar, dass das weniger häufige Essen zu einer »besseren Gewichtskontrolle auf lange Sicht« führt. Das gedankenlose ständige Futtern ist kontraproduktiv für Figur und Gesundheit. Essen Sie einfach genug zum Mittag- und Abendessen und verzichten Sie auf alles »zwischendurch«; die Extra-Kalorien tun Ihnen nicht gut.

Und wie sieht es mit Getränken aus?

Dazu gibt es in diesem Buch noch ein ganzes Kapitel, doch hier schon einmal ein ganz allgemeiner Rat vorab: Kalorien nimmt man besser durch Essen, nicht durch Trinken auf, vor allem deshalb, weil feste Nahrung besser füllt als flüssige. Das Trinken von mit Zucker gesüßten Getränken kompensieren wir in der Regel nicht dadurch, dass wir später weniger essen, und wir haben dadurch hinterher mehr Kalorien aufgenommen, ohne irgendeinen Vorteil davon zu haben, wie beispielsweise Sättigung oder eine nennenswerte Nährstoffaufnahme.

Apropos Nährstoffe: Obwohl Unterernährung in Industrienationen eher selten vorkommt, sollten Sie doch ein paar Dinge beachten. Sie brauchen Kalzium für gesunde Knochen, doch viele Menschen leiden Mangel – ganz besonders Frauen. Grüngemüse wie Brokkoli und Blattkohl enthält recht viel, aber die ergiebigste Quelle für Kalzium sind Milch und Milchprodukte wie Käse und Joghurt. Und natürlich wissen Sie, dass Vitamine aus Obst und Gemüse für einen gesunden Körper nötig sind. Wenn Sie auf Nummer sicher gehen wollen, dann kann auch ein Multivitaminpräparat als Nahrungsergänzungsmittel eine gute Wahl sein.

Was bedeutet all dies im Hinblick auf die neuesten Foodtrends, von denen Sie vielleicht gehört haben? Müssen Sie mehr Grünkohl essen? Oder Leinsamen? Müssen Sie sich mit Antioxidanzien vollstopfen? Oder Omega-3-Fettsäuren? Ehrlich gesagt wird die Beweislage von fast jedem, der Ihnen auf diese Fragen zu antworten versucht, womöglich überbewertet. Der Grund dafür, dass selbst die renommiertesten Wissenschaftler sich in diesen Fragen nicht einig sind, liegt darin, dass die Effekte all dieser Substanzen eher unwesentlich und subtil sind. Einige Forschungsergebnisse lassen vermuten, dass Antioxidanzien einen positiven Effekt haben könnten. Andere postulieren, sie hätten sogar eine negative Wirkung. Doch wenn sie *sehr* gut oder aber *sehr* schlecht wären, dann wäre der Nachweis des einen oder des anderen nicht so schwierig. In einer Studie, für die man aus einem amerikanischen Kochbuch Zutaten nach dem Zufallsprinzip auswählte, stellte sich heraus, dass 80 Prozent dieser Zutaten bereits auf ihre krebsbeeinflussende Wirkung untersucht worden waren, wobei 39 Prozent krebsfördernd und 33 Prozent krebshemmend zu sein schienen. Außerdem stellten die Forscher fest, dass diese Aussagen größtenteils auf »schwachen statistischen Beweisen« beruhten und folgerten entsprechend: »Randomisierte Studien haben wiederholt keine Effekte durch Nährstoffe feststellen können, wohingegen Beobachtungsstudien starke Zusammenhänge aufzeigten.« In der Wissenschaft ist es wie bei der Schnitzeljagd: Die großen Dinge lassen sich leichter finden als die winzigen. Und bei den meisten dieser Lebensmittel, was sie auch immer für eine Wirkung haben, ist diese so gering, dass sie kaum messbar ist.

Wichtiger als das »Was« ist das »Wann«

Wenn Sie mehr Grünkohl essen möchten – oder Sie das Gefühl haben, dass mehr Grünkohl Ihnen guttut –, dann tun Sie das auf jeden Fall. Doch wenn Sie Leinsamen nicht ausstehen können, dann lassen Sie sich auch nicht einreden, Leinsamen seien ein unverzichtbarer Teil einer gesunden Ernährung. Wenn Sie eine Auswahl der Lebensmittel essen, die Sie mögen und die Sie zufrieden macht, und das innerhalb Ihres Zeitfensters tun, dann machen Sie es bestimmt richtig. Und wenn Sie auch noch einer Paleo-, einer glutenfreien oder einer Low-Carb-Diät folgen und es mögen, dann gibt es keinen Grund, damit aufzuhören. Solange Sie in Ihrem begrenzten Zeitfenster bleiben, können Sie auf jede Weise essen, die Ihnen guttut. (Sollten Sie ein Verfechter der Paleo-Ernährung sein, dann machen Sie sich auch bewusst, dass sich unsere frühen Vorfahren in ihren Höhlen auch keinen Mitternachtssnack bei Mondlicht zubereiteten; auf diese Weise können Sie der Paleo-Ernährung mit der Buddha-Diät noch einen draufsetzen.)

Ein wichtiger Vorteil der Buddha-Diät ist der, dass Sie Ihre Mahlzeiten zu Tageszeiten essen, zu denen es wahrscheinlicher ist, gute Ess-Entscheidungen zu fällen. Eine ganze Familienpackung Eis zu vernichten ist in der Nacht wahrscheinlicher als zur Mittagszeit – Forscher konnten feststellen, dass fast 70 Prozent aller Eiscreme nach 18 Uhr verspeist wird. Wenn wir müde von einem langen Tag sind, dann sind wir schlechten Gefühlen und Entscheidungen gegenüber anfälliger.

Und wir haben vielleicht auch keine Zeit, uns etwas Vollwertiges zuzubereiten, selbst wenn wir an unseren guten Vorsätzen festhalten. Mit der Buddha-Ernährung gehen wir all diesen Versuchungen aus dem Weg und essen nur dann, wenn wir dazu gut in der Lage sind.

Noch ein Hinweis: Es ist nicht nötig, Fast Food komplett aus Ihrem Leben zu verbannen – keine Garantie der Welt, nie wieder auch nur eine einzige »Fritte« anzurühren, wird Sie von Ihren Gewichtsnöten befreien. Eine neuere Studie zeigt, dass Menschen aller Gewichtsklassen Fast Food, Softdrinks und Süßigkeiten konsumieren. Genießen Sie es ruhig, aber achten Sie auf Ihr Zeitfenster.

Wichtig ist, dass Sie auf Ihren Körper hören. Wenn Sie sich schon eine Weile nach den Vorgaben der Buddha-Diät ernähren, dann werden Sie automatisch zu gesunden Mahlzeiten übergehen, die auf Protein, guten Fetten und Vollkorngetreide basieren und nach denen Sie nicht schon bald wieder nach der nächsten Mahlzeit gieren müssen. Jetzt, wo Sie nicht mehr jederzeit essen können, werden Sie bewusstere Entscheidungen Ihr Essen betreffend fällen.

Kapitel 7: Fleisch – ja oder nein?

Wie wir schon im Kapitel »Von Mäusen und Mönchen« (S. 18) erwähnt haben, war Buddha kein Vegetarier. Er und seine Mönche aßen, was immer sie von den Dorfbewohnern bekamen, Fleisch gehörte oft dazu. Auch heute essen Buddhisten meistens Fleisch und Fisch – was natürlich nicht heißt, dass es keine Vegetarier unter ihnen gäbe. Doch ausgerechnet die Länder mit der ältesten buddhistischen Tradition, wie Thailand und Sri Lanka, gehören zu denen mit den anteilsmäßig wenigsten Vegetariern. Der Vegetarismus scheint so lange kein Teil des Buddhismus gewesen zu sein, bis die Religion nach China vordrang, Jahrhunderte nach Buddhas Tod.

Das bedeutet nicht, dass Buddha Tiere gleichgültig waren. Seinen Mönchen verbot er das Schlachten von Tieren und er untersagte ihnen sogar, andere damit zu beauftragen. Doch er verbot ihnen auch den Ackerbau, denn schon das Bearbeiten des Bodens verursacht zwangsläufig den Tod zahlloser winziger Lebewesen. Das war eine der großen Erkenntnisse Buddhas – jedes Leben beinhaltet den Tod.

Es war aber nicht so, als sei Vegetarismus kein Thema gewesen. Es gibt eine Geschichte, in der Buddhas Cousin Devadatta ihm vorschlägt, seinen Mönchen das Essen von Fleisch zu verbieten. Zum Verständnis: Devadatta war so etwas wie ein Querulant und es wird angenommen, dass er diesen Vorschlag nur machte, um noch heiliger als der Buddha zu erscheinen. »Wer auch immer Fisch und Fleisch isst«, sagte er, »wird von Sünde beschmutzt.« Buddha aber widersprach: »Fisch und Fleisch sind rein,« solange man nicht »sehen, hören oder vermuten« konnte, dass die Tiere extra für die Mönche getötet wurden. Alleine schon die Tatsache, dass Devadatta hoffte, der Vorschlag des Vegetarismus mache ihn zu einem Lieblingsschüler, zeigt, dass Vegetarismus auch damals schon als etwas Positives und Heiliges angesehen wurde.

Heutzutage wird der gesundheitliche Nutzen von tierischem Protein sehr kontrovers beurteilt. Viele Jahre empfohlen Ernährungswissenschaftler, den Konsum von gesättigten Fetten, wie sie in tierischen

Quellen reichlich vorkommen, stark einzuschränken. Doch heute ist vielen von ihnen bewusst, dass dies ein Fehlschluss war und es an Beweisen für die Schädlichkeit mangelt. Es kann also nicht allein am tierischen, gesättigten Fett liegen, warum man Fleisch meiden sollte.

Dieselben Sachverhalte, die das Erforschen von diätetischen Maßnahmen auf das Abnehmen erschweren, behindern auch das Ergründen von Auswirkungen der Ernährung auf die Gesundheit. So ist es nicht möglich, randomisierte Doppelblindstudien zwischen Vegetariern und Fleischessern durchzuführen, denn beide Gruppen wissen, ob sie Fleisch essen oder nicht. (Veggieburger sind heute zwar schon ziemlich gut, aber dennoch nicht mit dem Original zu vergleichen.) Wir können diese Untersuchung noch nicht einmal im Tierversuch durchführen, weil wir nicht sicher sein können, dass der menschliche Organismus genauso reagieren würde wie der der Tiere. Dazu kommt, dass die meisten gesundheitlichen Auswirkungen einer vegetarischen Ernährung erst nach einem langen Zeitraum auftreten. Selbst, wenn es gelingt, Freiwillige für ein paar Monate oder sogar ein Jahr vom Vegetarismus zu überzeugen, so werden die meisten Gesundheitsparameter jedoch erst nach Jahrzehnten sichtbar.

Was wir aus Untersuchungen in der Bevölkerung mit Sicherheit sagen können ist, dass Vegetarier gesünder zu sein scheinen als Nichtvegetarier. So ist beispielsweise ihr Risiko für Herzerkrankungen wesentlich geringer. Die Positivliste ist lang und reicht von niedrigerem Blutdruck über weniger Gallensteinen, weniger Diabetes bis zu einem geringeren Risiko für Demenzerkrankungen. Eine über zwölf Jahre laufende Studie aus den 1980er-Jahren konnte nachweisen, dass erwachsene Vegetarier wesentlich länger leben, verglichen mit der Gesamtbevölkerung. Und um dem Ganzen noch das Sahnehäubchen aufzusetzen: Vegetarier sind in der Regel auch schlanker.

Das vielleicht Interessanteste: Vegetarier scheinen auch weniger von Krebs betroffen zu sein. Der Zusammenhang von Fleischkonsum und Krebs ist so erschlagend und die Nachweise sind so übereinstimmend, dass die Internationale Agentur für Krebsforschung, eine Abteilung der WHO, kürzlich Folgendes feststellte: Dickdarmkrebs wird durch den übermäßigen Konsum von verarbeitetem Fleisch (besonders solchem, das durch Salzen, Pökeln, Fermentieren [oder] Räuchern behandelt wurde) verursacht. Das Essen von normalem rotem Fleisch steht immerhin noch im Verdacht, diese Krebsart auszulösen.

Natürlich ist es möglich, dass Vegetarier einfach gesundheitsbewusster sind. Vielleicht treffen Menschen, die sich den Schwierigkeiten, die der Fleischverzicht mitbringt, aussetzen, auch in anderen Lebensbereichen gesunde Entscheidungen oder sie beschäftigen sich allgemein mehr mit ihrer Nahrung als die Gesamtbevölkerung. Man kann sich auch als Vegetarier nur von Pizza und Eiscreme ernähren, aber es sieht so aus, als wäre das nicht der Weg, den die meisten Vegetarier wählen (auch wenn es noch so verführerisch ist). Doch selbst dieser allerletzte Hoffnungsschimmer, den viele Fleischesser noch hatten, droht mehr und mehr zu verschwinden, da Wissenschaftler immer besser erforschen, wie das Essen von Fleisch unserem Körper schadet.

Manche befürchteten, dass Vegetarier unter Proteinmangel leiden könnten, doch dieser Verdacht konnte sich nicht bestätigen. Sogar die offizielle Stellungnahme der American Dietetic Association (der Amerikanischen Gesellschaft für Ernährung und Diätetik) lautet: »Pflanzliches Protein kann den Proteinbedarf decken, wenn die Auswahl an pflanzlichen Produkten abwechslungsreich ist und den Energiebedarf deckt.« In anderen Worten: Wenn Ihre Kalorienzufuhr ausreicht, reicht die Proteinmenge vermutlich ebenso, egal, ob Sie Fleischesser sind oder nicht. Lange Zeit hieß es, es komme auf die Kombination der Eiweißquellen an, die man esse – zum Beispiel Bohnen und Mais oder Soja und Reis – um »vollständige« Proteine zu erhalten, und selbst heute hört man dieses Argument noch. Doch schon seit 1994 konnten Fachleute dies als unwahren Mythos aufdecken, der sich auch nicht mehr in den neuen Ernährungsrichtlinien der FDA (Food and Drug Administration, die amerikanische Lebensmittel- und Arzneimittelbehörde) wiederfindet.

In Ländern, in denen Buddhismus mit einer vegetarischen Ernährungsweise einhergeht, spielen gesundheitliche Beweggründe überhaupt keine Rolle. Diese Buddhisten gehen davon aus, dass Vegetarismus dazugehört, wenn man den Lehren des Buddha, alles Leben zu würdigen, folgt. Tiere sollen weder unnötig leiden noch sterben. Ohne Zweifel würde Buddha das gutheißen. Es existieren viele Geschichten über ihn, in denen er Tieren gegenüber freundlich ist – und auch einige Erzählungen über seine eigenen früheren Inkarnationen als Tier. In einer wurde Buddha als Hirsch wiedergeboren. Ein Jäger erkannte ihn und bot ihm an, ihn am Leben zu lassen. Der Hirsch-Buddha akzeptierte dies aber nur unter der Bedingung, dass seine ganze Herde verschont bliebe (und der Jäger war einverstanden). In einer anderen Erzählung wurde Buddha als Fisch wiedergeboren – und weigerte sich, andere Fische zu essen.

Heutige Vegetarier argumentieren auch mit den Umweltkosten, die die Schlachttierhaltung verursacht. Die Fleischindustrie erzeugt erheblich mehr Kohlendioxidemissionen als der Anbau von Pflanzen. Für jede Fleischart ist das etwas anders – Rindfleisch zum Beispiel verursacht um 13-mal höhere Emissionen pro Kilo als vergleichbare Mengen pflanzliches Protein.

Trotz all dieser Tatsachen sind die meisten Menschen keine Vegetarier und haben dies auch nicht für die Zukunft geplant. Laut einer amerikanischen Umfrage aus dem Jahr 2012 bezeichnen sich etwa fünf Prozent der Befragten selbst als Vegetarier und zwei Prozent als Veganer. (Laut Angaben des VEBU Vegetarierbund Deutschland bezeichnen sich aktuell rund 10 Prozent der deutschen Bevölkerung als Vegetarier und rund 1,6 Prozent als Veganer.) Es ist also sehr wahrscheinlich, dass Sie selbst kein Vegetarier sind und auch nach dem Lesen dieses Kapitels keiner werden.

Weniger ist mehr

Es geht hier auch nicht unbedingt ums Prinzip »ganz oder gar nicht«. Die Studie, die sich mit den Herzerkrankungen befasste, konnte für Vegetarier ein um 34 Prozent verringertes Risiko gegenüber Fleischessern erkennen. Doch für die Gruppe der gelegentlichen Fleischesser war das Risiko auch noch um 20 Prozent niedriger als das für die Gruppe der regelmäßigen Fleischesser. Der Nutzen ist also durch das Reduzieren des Fleischkonsums auch schon sehr groß, verglichen mit dem kompletten Verzicht. Auch viele der nicht gesundheitsbezogenen Vorteile verhalten sich proportional: Weniger Fleisch zu essen bedeutet weniger Tierleid und weniger Umweltschäden. Eine Studie errechnete, dass man durch den Verzicht von nur einem Hamburger pro Woche extrem viel CO_2 einspart – etwas vergleichbar mit 500 gefahrenen Kilometern im Jahr mit einem durchschnittlichen PKW. Die Tierhaltung mit biologischen, artgerechten Methoden und mit Grasfütterung scheint weniger Umweltschäden zu erzeugen – und verursacht weniger Leid.

Auch durch die Auswahl des Fleisches können Sie Ihren negativen Beitrag minimieren. Lamm, Rind und Schwein scheinen die meisten Treibhausgase und somit die größten Umweltschäden zu verursachen (und Käse ist dahingehend ehrlich gesagt auch nicht gut). Hähnchen ist sehr viel besser – obwohl wegen der geringen Größe natürlich unübersehbar mehr Tiere betroffen sind als beispielsweise im Fall von Rind. Fisch ist auch recht gut, obwohl die Zuchtfische (wie der meiste Lachs) einen größeren Beitrag zur Schädigung der Umwelt leisten und manchmal auch höhere Schadstoffbelastungen wie Quecksilber und andere Toxine aufweisen.

Letztlich müssen Sie Ihren eigenen Mittleren Weg finden. Einige sind vielleicht schon Vegetarier oder haben vor, es zu werden. Andere können sich nicht vorstellen, so einen Schritt zu tun. Die Buddha-Ernährung verlangt nicht von Ihnen, Fleisch, Käse oder andere geliebte Lebensmittel von Ihrem Speiseplan zu streichen. Die einzige unumstößliche Regel ist, achtsam zu essen und sich bewusst zu machen, welchen Einfluss die gewählten Lebensmittel auf Sie und die Welt haben, die Sie umgibt.

Kapitel 8: Buddhas Drinks

Alkohol ist tückisch. Buddha trank nicht, niemals. In seinen Regeln für Mönche und Novizen verbot er »berauschende Flüssigkeiten« komplett. Das ist auch eine der wenigen Stellen in seinem Werk, an denen Buddha ausnahmsweise sehr wählerisch in Bezug auf die Ernährung ist und sich auch sehr genau über den zu erwartenden Kater auslässt. Er stellte folgende sechs Gefahren heraus: »Wohlstandsverlust, Reizbarkeit, eine ganze Palette an Krankheiten, Verlust an Ansehen, sich Entblößen und ein schwacher Verstand.« Buddha wusste schon, wohin ein Abend mit ein paar Margaritas oder Gin Tonics führen kann. Und ja, er erwähnte das Entblößen. Auch zu Buddhas Zeiten kam es schon zu solch peinlichen Szenen durch Alkoholexzesse.

Das heißt nicht unbedingt, dass *Sie* keinen Alkohol trinken dürfen. Buddha begann auch, streng zölibatär zu leben. (Sie fragen sich, was »streng zölibatär« heißt? Er hatte noch nicht einmal Sex mit sich selbst.) Dies bedeutet aber ebenfalls nicht, dass Sie keinen Sex mehr haben sollten. Doch es gibt einiges in Bezug auf Alkohol, das Sie in Betracht ziehen sollten.

Erstens und allem voran: Trinken zählt. Viele alkoholische Getränke enthalten große Mengen Kohlenhydrate, die schnell zu einfachen Zuckern abgebaut werden. Und der Alkohol selbst wandert rasant in die Mitochondrien, um dort verstoffwechselt zu werden. Damit trägt er dazu bei, dass die kleinen Kraftwerke der Zellen überlastet sind. Alkohol außerhalb des vorgegebenen Zeitfensters zu trinken, durchkreuzt Ihre Buddha-Diät. Genauso gut könnten Sie auch einen Eisbecher verdrücken.

Zweitens: Alkohol macht viele Menschen hungrig. Zahlreiche Studien beweisen, dass man nach einem Drink mehr isst. Sie fangen mit einem Bier an und als nächstes machen Sie sich über eine Tüte Chips her. Sie nehmen sich ein bisschen Käse und ein paar Cracker, weil sie so gut zu Ihrem Glas Wein passen. Oder Sie genehmigen sich ein Eis. Nicht unwahrscheinlich, dass Sie beides, Alkohol *und* Eis, haben werden – und die ganze Diät ist für die Katz.

Drittens verfälscht Alkohol unsere Wahrnehmung. Vielleicht mochte ihn Buddha deshalb nicht. Und er mochte ihn *wirklich* ganz und gar nicht. Einmal sagte er, »wiederholt konsumierter« Alkohol führe zur Wiedergeburt in der Hölle – schlimmer kann es nicht kommen.

Jede Diät erfordert Besonnenheit. Unter Alkoholeinfluss zu viel zu essen ist vermutlich nicht das Schlimmste, was passieren kann, aber es ist das verbreitetste Problem. Nach ein paar Drinks fällt es sehr viel schwerer, vernünftige Entscheidungen zu treffen. Sie sollten also auch während Ihrer Essenszeit vorsichtig sein.

Und zuletzt: Selbst für die Zurückhaltendsten ist Alkohol oftmals unverzichtbarer Bestandteil ausgiebiger Feiern. Partys enden nicht etwa um 18 oder 19 Uhr oder wann sich auch immer Ihr Essensfenster schließt – jedenfalls die guten nicht. Das erschwert es, bei der Diät dabeizubleiben. Sollte das auf Sie zutreffen, dann sollten Sie nur zu solchen besonderen Anlässen Alkohol trinken. Es fällt sehr viel schwerer, den Sekt zum Anstoßen auf einen Geburtstag abzulehnen als den regelmäßigen am Dienstagabend. Diese spätabendlichen kleinen Feiern können Sie ja zu Ihrem Cheat Day in der Woche erklären. (Das Kapitel zum Cheaten folgt noch.)

Allerdings gibt es auch einige Hinweise darauf, dass moderater Alkoholkonsum gesund sein könnte – vor allem Wein und andere kohlenhydratarme Getränke. (Sorry, aber was Bier betrifft, ist man leider einhelliger Meinung: Es ist ungesund.) Besonders mit Wein verbessert sich die Insulinsensitivität, was dem durch zu hohen Zuckerkonsum verursachten Stoffwechselstress entgegenwirken kann.

Doch seien Sie vorsichtig. Wenn Sie zwei Gläser Wein am Abend zur »Entspannung« brauchen, dann sollten Sie einmal ernsthaft darüber nachdenken, ob Alkohol für Sie eine Krücke für irgendetwas ist. Er sollte nicht das Mittel der Wahl sein, um »runterzukommen«, genauso wie Sie nach einem frustrierenden oder stressigen Tag nicht zu Essen greifen sollten. Buddha sprach sich dafür aus, dem Geist mit Aufmerksamkeit statt mit Gift zu begegnen. Er wollte, dass wir wach werden statt wegzudriften.

Wann ist es zu viel?

Wie viel Alkohol zu viel ist, dazu gibt es international keinen Konsens, aber dass ein Limit gesetzt werden muss, darüber sind sich alle Gesundheitsorganisationen einig. Die Empfehlungen variieren allerdings stark von Land zu Land. Die Höchstmengen, die in den US-amerikanischen Richtlinien festgelegt sind, sind zum Beispiel viermal höher als die finnischen und zweimal höher als die deutschen – und auch das sind nicht gerade abstinent lebende Nationen. Der Witz ist, dass solche Richtlinien total kontraproduktiv sein können. In einer neueren Studie teilte man Studenten die exakten Alkoholgehalte verschiedener Alkoholika mit, was diese nicht etwa dazu nutzten, ihren Alkoholkonsum zu drosseln, sondern ganz im Gegenteil dafür, das Getränk zu wählen, mit dem sie am schnellsten betrunken werden konnten. Und 77 Prozent der Studentinnen sowie 100 Prozent der Studenten gestanden den Forschern, sie tränken »mehr als sie selbst für vertretbar hielten«, und zwar unabhängig davon, ob ihnen die Richtlinien bekannt waren oder nicht.

Wir alle müssen unseren eigenen Mittleren Weg finden. Für manche mag das bedeuten, nur zu bestimmten Gelegenheiten zu trinken. Für andere mag es auch mehr sein – aber nicht zu viel mehr. Ob besondere Gelegenheit oder nicht, wir empfehlen nicht mehr als zwei Standarddrinks pro Woche. Warum zwei? Zum Beispiel weil Alkohol nachweisbar Schlafprobleme verursacht – in Kürze folgt auch ein Kapitel über die Wichtigkeit von Schlaf. Es ist wissenschaftlich bewiesen: Bei allem, was über ein oder zwei Drinks pro Woche hinausgeht, wird der Schlaf umso schlechter, je mehr man trinkt.

Wie sieht nun so ein »Standarddrink« aus? Nach der offiziellen US-amerikanischen Definition enthält er 14 Gramm Alkohol – das entspricht ca. 340 ml Bier, 140 ml Wein oder einem Schnapsglas voll mit Hochprozentigem wie Whiskey oder Gin. (In Deutschland enthält ein

Standardglas 10–12 Gramm reinen Alkohol und dies entspricht 0,3 Liter Bier, 125 Milliliter Wein oder 0,1 Liter Sekt.) Egal, welche Definition man betrachtet: Das ist nicht viel. Mit einer Flasche Bier oder einem großen Glas Wein hat man diese Menge schon überschritten. Sie können beide Drinks an einem Abend trinken oder sie auf zwei Abende aufteilen. Das wars.

Vielleicht werden Sie feststellen, dass das noch immer zu viel an Alkoholischem (und an Kalorien) ist, um Ihr Zielgewicht zu erreichen. Vielleicht stellt sich aber auch heraus, dass Sie mehr trinken können, je nach Gewichtsabnahme. Wie immer bei der Buddha-Ernährung müssen Sie beobachten, wie Sie und Ihr Körper auf den Alkohol reagieren und sich nach und nach annähern. Doch die genannten Mengen sind eine gute Anfangsbasis. Das Wichtigste ist, sich dafür zu entscheiden und dabei zu bleiben. Am besten entscheiden Sie sich jetzt.

Getränke

Und wie steht es mit nicht-alkoholischen Getränken? Darüber hat Buddha nicht viele Worte verloren. Getränke sind in der Tat von den Regeln ausgenommen, die das Essen nach der Mittagszeit verbieten. Natürlich gab es zu Buddhas Zeiten noch keine Kühlschränke. Für Milch musste man eine Kuh finden und Fruchtsaft gab es nur, wenn die Früchte Saison hatten und dann vermutlich nicht in großen Mengen. (Saft ohne eine Saftpresse herzustellen, ist harte Arbeit.)

Dieses flüssige Schlupfloch wissen moderne buddhistische Mönche in Thailand für sich zu nutzen – mit desaströsen Folgen. Wie dortige Forscher ermittelten, besitzen manche Getränke ebenso viele Kalorien wie vier Reisportionen. Da so viele Mönche nachmittags immer süße Limonaden und Fruchtsäfte trinken, sind Adipositas und Diabetes dort mittlerweile zu einem ernsten Problem geworden. Zahlreiche Studien können einen Zusammenhang zwischen flüssigen Kalorien und Gewichtszunahme feststellen, Getränke mit zugesetztem Zucker scheinen einen direkten Effekt auf Ihre Taille auszuüben. An dieser Stelle müssen Sie strenger sein als Buddha. Trinken zählt. Trinken Sie nichts

Kalorienhaltiges außerhalb Ihres Zeitfensters und meiden Sie zucker-haltige Getränke generell, soweit es geht.

Vermutlich tranken Buddha und seine Mönche hauptsächlich Wasser – und so sollten Sie es auch halten. Ausreichend hydriert zu sein, ist so wichtig. In buddhistischen Tempeln wird Wasser häufig als ein Symbol für Reinheit, Klarheit und Ruhe angeboten. Bieten auch Sie Ihrem Körper regelmäßig Wasser an.

Schwarzer Kaffee und schwarzer oder grüner Tee haben kaum bis gar keine Kalorien, sodass Sie auch diese Getränke jederzeit trinken kön-nen. Mit Kaffee- oder Teezubereitungen sieht das etwas anders aus. Starbucks schafft es, seine ansonsten intelligenten erwachsenen Kun-den damit zu überzeugen, dass ein 600-ml-Milchshake ein ordent-licher Snack sei. Was er aber nicht ist. Diese Drinks haben mehr als 500 Kalorien, so viel wie eine kleine Hauptmahlzeit, und das aller-schlimmste ist, dass davon etwa die Hälfte aus Zucker stammt. Eine große Bürde für Ihren Stoffwechsel, die Sie besser wie ein Dessert werten sollten.

Wie wäre es mit einem Mittelweg, wie beispielsweise einem Schluck Milch im Kaffee oder ein wenig Honig oder Zucker im Tee? 30 ml Milch haben einen Kaloriengehalt zwischen zehn und 20 Kilokalorien, je nachdem, ob es sich um fettarme, um fettreduzierte oder Vollmilch handelt. Das ist nicht viel. Doch die zeitbegrenzten Fütterungsver-suche an den Mäusen erlaubten *keine Kalorien* außerhalb des Zeit-fensters. Überhaupt keine. Alles, was die Mäuse bekamen, war Wasser. Wir wissen nicht, wie die Versuche ausgegangen wären, hätte man dem Wasser ein bisschen Milch oder Zucker zugesetzt. Deshalb spre-chen wir uns für die entschiedene Stoffwechselpause außerhalb des Zeitfensters aus. Der beste Weg ist, Kaffee oder Tee pur zu trinken.

Was das Koffein betrifft, ist die Wissenschaft sich nicht ganz einig. Manche Studien postulieren seine positiven Wirkungen, andere eher negative. Wenn Sie koffeinhaltige Getränke mögen, dann gibt es kei-nen triftigen Grund, darauf zu verzichten. Manche Menschen stellen eine appetitzügelnde Wirkung durch Koffein bei sich fest, was beson-ders in den ersten Umstellungstagen nach dem neuen Essensplan eine

Hilfe sein kann. Doch wenn Koffein Sie in der Nacht wach hält, dann wechseln Sie zu koffeinfreiem Kaffee oder Tee. Denken Sie daran, dass guter Schlaf ebenfalls das Abnehmen unterstützt, doch wenn Kaffee Sie wach hält, dann sabotiert er Ihre Diät.

Hätte Buddha Diätlimonaden getrunken? Sie stecken voller gruselig klingender Inhaltsstoffe, und selbst, wenn die Wissenschaft mittlerweile ihren krebsfördernden Einfluss nicht mehr so sehr fürchtet, so scheinen sie doch den Stoffwechsel auf eine noch nicht vollständig aufgedeckte Art negativ zu beeinflussen. Einige Studien weisen auch darauf hin, dass Menschen durch den Konsum von Diätlimonaden unbewusst kompensieren, indem sie mehr essen, sodass ihre Kalorienzufuhr sich kaum verringert. Eine Studie mit mehreren Hundert Senioren konnte bei den Personen mit täglichem Diätlimonadenkonsum eine Zunahme des Taillenumfangs um durchschnittlich 7,5 cm über zehn Jahre feststellen, während sich der der Nicht-Limonadentrinker um lediglich etwa 2,5 cm vergrößert hatte.

Heutzutage liegt die größte Problematik darin, dass künstliche Süßstoffe eine Glukoseintoleranz verursachen können. Das heißt, der Körper ist nicht mehr in der Lage, den Zucker wie gewohnt zu verwerten. Weil sie unverdaut den Magen passieren, interagieren die künstlichen Süßungsmittel direkt mit unseren nützlichen Darmbakterien. Diese mikroskopisch kleinen Kreaturen, die man in ihrer Gesamtheit als Darmflora bezeichnet, sind für unser Verdauungssystem lebenswichtig, haben aber auch einen Anteil an vielen Erkrankungen – von Adipositas bis Diabetes. Manchmal werden sie von den Süßungsmitteln aus dem Gleichgewicht gebracht. So gab man in einer Studie kerngesunden Probanden über gerade einmal sieben Tage die höchste noch empfohlene Menge eines künstlichen Süßstoffes, wodurch sich ihr Zuckerstoffwechsel messbar verschlechterte. Wir empfehlen daher, bei der Buddha-Ernährung ganz darauf zu verzichten. Und wenn gar nichts mehr geht, dann trinken Sie eine Tasse Tee. Sie werden sich wundern, wie viele Probleme sich damit lösen lassen.

Kapitel 9: Manchmal darf man schummeln

Es ist nicht gerade überraschend, dass Schummeln für Buddha keine Berechtigung hatte. Einige seiner Regeln für Mönche und Nonnen beziehen sich auf verschiedene Arten von Unehrlichkeit. Mönchen war das Lügen selbstverständlich verboten – doch das war nicht alles. Lästereien und Tratsch waren ebenfalls nicht erlaubt. Wie wir schon erwähnten, sollten Mönche es nicht einmal zu denken wagen, das Essen in ihrer Schüssel so zu drapieren, dass es nach weniger aussah, als es war, denn das könnte die gutmeinenden Spender zu größeren Gaben als notwendig nötigen. Und eine der strengsten Regeln untersagt Mönchen, Frauen zum Sex zu überreden mit dem Versprechen, dadurch ein besseres Karma zu erreichen. Es ist traurig, aber schon vor 2500 Jahren brauchte Buddha eine spezielle Regel, die Mönche davon abhielt, sich Frauen gegenüber wie Mistkerle zu verhalten.

Doch diese Regeln haben auch noch eine andere Seite, die man bei all dem »Mach dies« und »Mach jenes nicht« leicht übersieht, denn das Verbieten bestimmter Verhaltensweisen ist nur die eine Hälfte der Regel. Die andere Hälfte ist die Strafe. Und die gab es in vielen Fällen einfach gar nicht.

Buddha wusste zwar, dass diese Regeln wichtig waren, aber ihm war ebenso bewusst, dass jeder Mensch Fehler macht. Es hatte keinen Sinn, etwas anderes anzunehmen. Deshalb etablierte er von Anfang an ein einfaches Ritual: Jeden Monat zu Vollmond versammelten sich die Mönche und jeder musste seine seit dem letzten Treffen geschehenen Regelverletzungen gestehen. Dann ging alles seinen gewohnten Gang weiter, solange es sich nicht um eines der wenigen wirklich schweren Vergehen handelte. Keine Scham, keine Strafe. Für die meisten Regeln galt, dass das Wissen und Bewusstmachen eines Fehlers ausreichten. (Falls Sie sich das fragen – es galt nicht für die »Mistkerl-Regel«. In diesem Fall fackelte Buddha nicht lange: Wer sich einmal schuldig gemacht hatte, wurde aus der Mönchsgemeinschaft ausgeschlossen.)

Wie immer glaubte Buddha auch hier an den Mittelweg zwischen einem streng geführten, von Regeln beherrschten Leben und einem Freifahrtschein nach Lust und Laune. Deshalb erstellte er diese Regeln für seine Mönche, und zwar richtig viele. Doch gleichzeitig war ihm bewusst, dass die Mönche nicht in der Lage sein würden, allen Regeln jederzeit zu folgen.

Beim Diäthalten ist es etwas komplizierter, denn es ist nicht eindeutig geklärt, ob das hundertprozentige Einhalten der Diät-Regeln wirklich gut ist. Tatsache ist, dass sich der Körper im Laufe der Zeit an die Ernährungsbedingungen anpasst. Wenn Sie Ihren Körper mit zu wenig Kalorien versorgen, beginnt er irgendwann, das als Nahrungsknappheit zu werten, und spart Energie. Er tut sogar alles, um einen Gewichtsverlust zu vermeiden, weil er davon ausgeht, dass jedes Kilo kostbar und überlebenswichtig ist. Der Stoffwechsel verlangsamt sich, damit die aufgenommenen Kalorien länger reichen, und der Körper setzt hungerauslösende Hormone frei, die Sie motivieren sollen, sich nach Essbarem umzusehen.

Wenn Sie aber versuchen, Gewicht zu verlieren, dann ist das genau das Gegenteil von dem, was Sie wollen. Sie wollen nicht den letzten Rest aus jeder Kalorie herausquetschen – Sie wollen sie verbrennen, als gäbe es kein Morgen! Diese wenig hilfreiche Anpassung des Stoffwechsels an die Kalorienknappheit könnte erklären, warum der Gewichtsverlust bei so vielen Menschen nach einigen Monaten stagniert und sie scheinbar nicht weiter abnehmen.

Zum Glück gibt es einige Hinweise darauf, dass das sogenannte »Cheaten«, was so viel heißt wie »Schummeln«, da etwas helfen könnte. Wissenschaftliche Untersuchungen dazu sind leider nicht einfach umzusetzen. Wenn Sie Versuchspersonen darum bitten, es im Rahmen einer Untersuchung durchzuführen, dann ist es im Grunde kein Schummeln mehr. Und wenn Sie nur beobachten, sprich die Reaktion von beiden Gruppen vergleichen (Diäthaltende, die sich streng an die Regeln halten, und Diäthaltende, die es nicht so eng sehen), dann werden Sie die tatsächliche Ursache von möglicherweise festzustellenden Unterschieden nicht erfahren. Es könnte ja sein, dass sich die Übergenauen auch in ihrem sonstigen Leben anders verhalten.

Dennoch konnten Untersuchungen nachweisen, dass der Stoffwechsel beschleunigt werden kann, wenn man hin und wieder etwas zu viel isst, somit eine erhöhte Kalorienverbrennung bewirkt und auch einige appetitkontrollierende Hormone reduziert. Genau das sollten Sie tatsächlich anstreben. Darüber hinaus gibt es auch noch viele Berichte darüber, dass das Cheaten eine Diät effektiver macht, womöglich aus genau diesem Grund. Es ist vergleichbar mit der Medikamentenpause, die man hin und wieder macht, damit sich der Körper nicht daran gewöhnt, wodurch sich die Wirkung reduzieren kann.

Die Buddha-Diät erlaubt einen Cheat Day in der Woche. An diesem Ausnahmetag dürfen Sie auch außerhalb Ihres üblichen Zeitfensters essen. Sie *müssen* das nicht tun – es ist keine eiserne Regel, dass Sie einmal die Woche auch zu anderen Zeiten essen müssen – doch wenn es vorkommt, ist es absolut okay. Sie werden feststellen, dass Sie mit einem wöchentlichen Cheat Day mit Ihrer Buddha-Diät mehr Erfolg haben werden, vor allem deshalb, weil es in der Woche doch öfter mal Situationen gibt, die Sie aus Ihrem Zeitplan werfen – ob es jetzt ein Geburtstag, ein Geschäftsessen oder eine Abendveranstaltung an der Schule Ihres Kindes ist. In all diesen Fällen lässt sich ein Cheat Day in Ihren restlichen Zeitplan einpassen. Vielleicht haben Sie regelmäßige Vorhaben – zum Beispiel kann der Freitag- oder Samstagabend der Abend sein, an dem Sie sich verabreden und abends essen gehen oder Popcorn im Kino knabbern wollen – dann machen Sie dies zu Ihrem Schummel-Abend. Es geht aber ebenso unregelmäßig und spontan, je nachdem, was die Woche so bietet. Doch passen Sie auf, dass aus dem einen Schummeltag nicht mehrere werden. Denn wenn Sie sich mehrere Cheat Days gönnen, sind Sie nicht mehr bei der Buddha-Ernährung. Einen Tag in der Woche können Sie sich herausnehmen, mehr aber nicht.

Diese Herangehensweise wird von Profisportlern schon seit Jahren praktiziert. Bodybuilder, die für den Wettbewerb Gewicht verlieren müssen, nutzen gerne eine 24-stündige Ladephase, in der sie ihren Kalorieninput besonders über Kohlenhydrate erhöhen. Es gibt Grund zur Annahme, dass damit eine Anpassung des Stoffwechsels vermieden wird, die die weitere Gewichtsabnahme erschweren würde. Andere Untersuchungen mit normalen übergewichtigen Männern und Frauen konnten nachweisen, dass diejenigen, die die Diät pausierten, keine schlechteren Ergebnisse beim Abnehmen aufwiesen als die konsequenten Diäthaltenden – vorausgesetzt, sie nahmen die Diät schnell wieder auf. Kurze Schummelperioden scheinen also nicht wehzutun, sie sind sehr wahrscheinlich sogar hilfreich.

Die Buddha-Diät ist so konzipiert, dass man ihr über einen langen Zeitraum folgen kann – ein Leben lang, wenn Sie möchten. Wir hoffen sehr, dass Sie in letzter Zeit am späteren Abend zum Essen mit Freunden ausgegangen sind. Wir wollen auf keinen Fall, dass Sie jede After-Work-Party oder Familienfeier sausen lassen. Um nachhaltig zu sein, benötigt die Buddha-Ernährung eine gewisse Flexibilität – und ein Cheat Day in der Woche kann eine Stütze sein, die Sie und Ihr Ziel trägt.

Das Allerwichtigste aber ist, niemals den Mut zu verlieren. Lassen Sie sich nicht von einem abendlichen Snack, den Sie einmal nicht stehen lassen konnten, zum Aufgeben veranlassen. Genießen Sie ihn, dann machen Sie weiter und vergewissern Sie sich doppelt, dass das für den Rest der Woche nicht mehr passieren wird. Wenn Sie einmal in der Woche schummeln, dann sollte das kein Anlass sein, in das alte Essverhalten zurückzufallen. Stattdessen sollte es Sie dazu motivieren, Ihren Essensplan in den nächsten Tagen umso genauer einzuhalten. Diese kleine Abweichung hat Ihren Stoffwechsel darauf vorbereitet, das meiste aus der Buddha-Diät für den Rest der Woche herauszuholen.

Kapitel 10: Machte Buddha Crossfit?

Sport ist wichtig. Sie werden sich besser fühlen und vermutlich länger leben. Sie werden auch besser aussehen. Ihre Muskelspannung wird sich verbessern, was die meisten Menschen als erstrebenswert erachten. Doch das Trainieren alleine wird Sie nicht schlank machen.

Wie kann das sein? Es *muss* doch möglich sein, durch körperliches Training und das damit verbundene Verbrennen von Kalorien Gewicht zu verlieren, oder? Jedenfalls klingt es logisch. Und doch funktioniert es für die meisten Menschen leider nicht und jeder wissenschaftliche Versuch, der diesen Nachweis zum Ziel hatte, scheiterte bisher.

Doch woran liegt das? Es gibt hauptsächlich zwei Gründe. Erstens verbrennt man durch die körperliche Belastung weniger Kalorien als die meisten denken. Zehn Minuten lang zu joggen, verbraucht zwischen 80 und 150 Kalorien, abhängig von Ihrem Körpergewicht. Das ist weniger als ein halbes Snickers oder etwa so viel wie eine große Banane. Das ist alles. Für zehn Minuten joggen. Um ein üppiges Stück Käsekuchen wieder loszuwerden, muss man also einen Halbmarathon absolvieren.

Zweitens gilt für die meisten Menschen, dass sie durch Bewegung hungrig werden. Ihr Körper weiß, dass Bewegung Kalorien verbrennt, und ist darauf programmiert, danach zu essen. Es heißt ja auch, man hole sich Appetit. Sie kennen das vielleicht noch aus der Kindheit, wenn Sie nach der vielen Rumrennerei oder dem Schwimmen ausgehungert nach Hause kamen. Dasselbe passiert heute, wenn Sie aus dem Fitnessstudio kommen. Geben Sie nicht acht, dann essen Sie nach dem Sport mehr, als Sie es normalerweise täten.

Das alles heißt aber nicht, dass Sie keinen Sport treiben sollen.

Training, kombiniert mit einer gesünderen Ernährung, verspricht viel mehr Erfolg als das Training alleine. Training hat außerdem sehr viele weitere Vorzüge – Stressabbau, Ausdauer und verbesserte Herz- und Lungenfunktion, um nur ein paar zu nennen. Und auch, wenn das

Training allein keine Extra-Kilos verbrennt, so kann es doch die Diät effektiver machen. Viele von uns sind unbewusste Esser oder sogenannte »Emotional Eater«, also gefühlsgetriebene Esser (damit werden sich in diesem Buch noch ganze Kapitel beschäftigen). Wir essen, wenn wir gestresst, traurig, frustriert oder wütend sind. Vielleicht kennen Sie das? Sie finden sich vielleicht am Ende eines haarsträubenden Tages unter dem Bett Ihres Kindes wieder, auf der Suche nach dort vergessenen Süßigkeiten. Oder Sie graben sich in die Tiefen des Kühlschranks, weil da doch irgendwo noch ein Rest Kuchen sein müsste. Wenn unser Stresslevel überschritten ist oder wir von schlechten Nachrichten überrascht wurden, dann sagen wir uns gerne, dass wir uns jetzt was richtig Ungesundes verdient haben … und fühlen uns danach noch schlechter.

Zwar macht uns der Snack im ersten Moment zufriedener, aber das hält nicht lange an. Leckere, süße Lebensmittel lösen einen Dopaminausstoß im Gehirn aus. Es ist derselbe Mechanismus, durch den bestimmte Drogen süchtig machen. Doch wie bei den Drogen auch, nutzt sich das Dopamin-Hoch schnell ab und mit der Zeit brauchen wir immer mehr von der Substanz (Zucker), um den gleichen Effekt zu erzielen.

Der altbewährte Rat, den Kopf mithilfe eines Spaziergangs freizupusten, hilft *wirklich*. Bewegung kann tatsächlich Depressionen und Ängste lindern. Eine Studie aus Stockholm aus dem Jahr 2014 deutet darauf hin, dass Bewegung Depressionen von Beginn an vorbeugt. Ganz normale Mäuse entwickeln bei Stress Depressionen – ebenso wie Menschen. Die schwedischen Forscher konnten nachweisen, dass regelmäßige Bewegung diesen Zusammenhang durchbricht. Der Stress, dem die Mäuse ausgesetzt wurden, war für sie vermutlich auch kein Spaß, aber solange sie sich regelmäßig bewegten, entwickelten sie keine Anzeichen echter Depressionen. Körperliche Betätigung tut dem Geist gut. Zur Linderung von Traurigkeit, Ängsten oder von Langeweile können Sie sich, statt zu essen, auch für Bewegung entscheiden. Und wenn sich Ihre Stimmung aufhellt, dann hört das mit dem emotionalen Essen ganz nebenbei von selbst auf.

Buddha machte kein Crossfit oder irgendeinen anderen trendigen Fitnesssport – es sei denn, Sie zählen Yoga dazu, was er sicherlich ausprobierte. Doch er bewegte sich viel. Meistens wird er still unter einem friedlichen Baum sitzend (was er auch tat) oder auf einem Berggipfel (dort war er nicht) dargestellt, doch er verbrachte einen großen Teil seiner Zeit damit umherzulaufen. Zu Beginn des Buddhismus waren Buddha und seine Anhänger Nomaden, die durch ganz Indien wanderten. Die ursprünglichen Namen *bhikku* und *bhikkuni* für Mönche und Nonnen bedeuten »Bettler«, da Buddha mit seinen Anhängern jeden Morgen zu Fuß loszog und um Essen bettelte, oft endlose Stunden lang. Und auch nach den Mahlzeiten zogen sie weiter von Ort zu Ort, ohne einen festen Wohnsitz. Nur zu Zeiten des Monsuns ließen sie sich nieder, wenn der starke Regen die Weiterreise auf den primitiven schlammigen Pfaden, die als Straßen dienten, unmöglich machte. Doch kaum klarte sich das Wetter auf, waren sie wieder unterwegs.

Wie der moderne buddhistische Lehrer Thich Nhat Hanh aus Vietnam sagt, kann das Gehen eine Form von Meditation sein – und zwar eine sehr wertvolle. Seinen Schülern bringt er bei, sich währenddessen auf ihre Atmung zu konzentrieren – und dabei zu lächeln. Auf diese Weise zu gehen, so sagt er, »ist der Weg, der einen daran erinnert, dass Körper und Geist zwei Aspekte derselben Sache sind.«

So hat sich Buddhas Tradition des Gehens bis heute gehalten. Wenn Sie heute in Bangkok früh genug aufstehen, können Sie noch immer die Mönche in ihren safranfarbenen Gewändern mit ihren Bettelbeuteln durch die Straßen laufen sehen. Die Mönche der asketischen Klöster Japans wandern zwar nicht ständig umher, doch sie üben regelmäßig körperliche Arbeit aus – oft auch sehr anstrengende – zusätzlich zu ihren endlosen Meditationsstunden. Sie berufen sich noch immer auf den Abt Baizhang, der im sechsten Jahrhundert mahnte: »Ein Tag ohne Arbeit ist ein Tag ohne Essen.«

Viele Menschen ziehen es vor, morgens als Erstes ihre Körperübungen zu absolvieren, ebenso wie die bettelnden Mönche. Es macht sie munter und erleichtert den Start in den Tag. Aber wie soll das gehen, wenn

Sie Ihr Frühstück erst um neun oder halb zehn essen dürfen? Ist Sport auf nüchternen Magen gesund?

Zuerst mag es fremd und kontraproduktiv wirken, doch Arbeit vor dem Essen ist ganz natürlich. Bevor die Menschheit zur Lagerung von Nahrung fähig war (also vor etwa 10000 Jahren), musste jeder seinen Tag mit Jagen oder Sammeln beginnen und konnte erst essen, wenn die Suche Erfolg hatte. Dazu kommt, dass Training auf leeren Magen 20 Prozent mehr Fett verbrennt, als dies nach einer Mahlzeit der Fall ist. Warum? Die Kalorien, die beim Training verbrannt werden, müssen von irgendwoher kommen. Wenn Ihr Körper sie nicht durch das Frühstück geliefert bekommt, dann holt er sie sich eben von den Hüften, vom Bauch oder wo auch immer Sie Fett erübrigen können. Gerade das Gehen, das Buddha schon vor seiner ersten Mahlzeit absolvierte, hat ihn schlank gehalten.

Für welche Art des Trainings sollten Sie sich entscheiden? Das liegt an Ihnen, an Ihren Fähigkeiten und Vorlieben. Hassen Sie Fitnessstudios? Nun, keiner zwingt Sie. Langweilt Sie Yoga? Dann lassen Sie es. Und warum? Weil Sie eine Sportart finden müssen, die Sie mögen. Es gibt einen Grund, warum in Fitnessstudios die Anzahl der neuen Mitglieder im Januar sprunghaft in die Höhe geht, es aber schon bald wieder weniger werden. Fitnessstudios sind nicht jedermanns Sache und es ist wichtiger, dass Sie etwas finden, bei dem Sie auch bleiben.

Momentan ist die einzige halbwegs sportliche Betätigung, die Sie ausführen, vielleicht die, Ihren Kindern hinterherzujagen oder Treppen zu steigen, um ins Büro zu kommen. Es geht hier nicht um alles oder nichts. Nur, weil Sie nicht eine Stunde auf einem Laufband schwitzen, heißt das nicht, dass alles umsonst ist. Eine groß angelegte texanische Studie an 50000 Erwachsenen im Alter von 18 bis 100 Jahren konnte nachweisen, dass tägliches fünf- bis zehnminütiges Laufen das Sterberisiko durch Herzinfarkte signifikant reduzierte. Fünf bis zehn Minuten! Eine dänische Studie mit Männern und Frauen, die nur ein wenig joggten, kam auf ähnliche Ergebnisse. Die Lebenserwartung der Probanden erhöhte sich durch das Joggen um durchschnittlich sechs Jahre. Die Forscher fassten zusammen: »Unabhängig von Laufdauer,

-tempo und -häufigkeit war die Sterblichkeit bei den Joggern geringer als bei den Nicht-Joggern.«

Zehnminütiges Gassigehen mit dem Hund ist also besser als nichts. Vielleicht können Sie ein paar Push-ups oder Liegestütze in der Küche machen, während der Kaffee durchläuft oder Sie das Wasser zum Kochen bringen. Oder Sie gehen beim Zähneputzen auf die Zehenspitzen hoch und runter. Fangen Sie einfach mit *irgendetwas* an, egal was. Es muss nicht das Marathontraining sein oder eine 75-minütige Spinning-Einheit. Das Schlimmste, was Sie machen können, ist, resigniert ein bewegungsarmes Leben zu führen, nur weil Sie glauben, sowieso nicht in Lage für ausreichendes Training zu sein. Schon mit ein paar Minuten Bewegung täglich fühlen Sie sich besser gerüstet, um den Tag in Angriff zu nehmen. Jedes Bisschen hilft sprichwörtlich.

Wie bei allem im Leben plädierte Buddha auch hier beim Training für den Mittelweg – weder vom Körper besessen, noch ihn vernachlässigend. »Den Körper in Form zu halten, ist eine Aufgabe«, sagte Buddha zu seinen ersten Mönchen, denn sonst können wir »unseren Geist nicht stark und klar« halten. Das ist die richtige Denkweise bezüglich Training – ein kraftvoller Weg, um körperlich und geistig gesund zu bleiben.

Kapitel 11: Ausruhen, wie Buddha es tat

Jetzt werden Sie sich sicherlich nicht wundern zu erfahren, was Buddha über den Schlaf sagte: Er sagte, wir sollten ausreichend, aber auch nicht zu viel Schlaf bekommen. In einer Lektion wählte er den Vergleich mit einem Saiteninstrument, das dann richtig gestimmt ist, wenn die Saiten weder zu stramm, noch zu locker gespannt sind. Ebenso will er uns weder zu unruhig, noch zu faul sehen. Ein wenig sorgte sich Buddha um zu viel Schlaf und setzte dies auf die Liste der sechs Dinge, die es zu vermeiden gilt, neben Ehebruch, Streitlustigkeit, schlechte Freunde, Geiz und Verletzung anderer. (Tatsächlich wird man bei keinem widersprechen wollen). Und doch hielt er ausreichenden Schlaf für wichtig.

Schätzungen zufolge schlafen 35 Prozent aller Amerikaner weniger als die empfohlenen sieben Stunden täglich. Wir alle kennen die Geschichten von außerordentlichen Genies wie Albert Einstein, die angeblich nicht mehr als ein paar Stunden Schlaf am Tag benötigten. Aber seien wir ehrlich: Wir könnten eventuell nicht so ein begnadetes Genie sein. Bestimmt sogar sind wir das nicht. Schlaf ist für Normalsterbliche lebenswichtig und Schlafmangel verursacht eine Menge Probleme. Schlechter Schlaf unterbricht unsere natürlichen zirkadianen Rhythmen, die bei allen Gesundheitsproblemen (von Krebs bis Herzinfarkt oder vorzeitigem Altern) eine Rolle spielen. Und Schlafmangel steht auch sehr eng mit Fettsucht in Zusammenhang.

Wie können uns schlaflose Nächte dick werden lassen? Es sieht so aus, als würde zu wenig Schlaf unsere Hormone durcheinanderbringen, die für Appetit und Sättigung zuständig sind – unterm Strich mit dem Resultat, dass wir am nächsten Tag hungriger sind. In einer Studie der University of Chicago führte man mit einer Gruppe bewegungsarm lebender adipöser Erwachsener zwei jeweils 14-tägige Studien durch. In der ersten Studie schliefen die Probanden fünfeinhalb Stunden pro Nacht, in der zweiten Studie achteinhalb Stunden. (Der Schlaf wurde die ganze Zeit über überwacht, sodass man sicher gehen konnte, dass die Teilnehmer nicht nur dösten.) Ihre Nahrungsaufnahme wurde sorgfältig protokolliert. Die »Kurzschläfer« aßen kaum mehr bei den Hauptmahlzeiten, sie nahmen aber über 25 Prozent mehr Snacks zu sich. Und sie tendierten auch dazu, dies besonders zu den ungünstigsten Zeiten zu tun – nämlich meistens nach 19 Uhr. Vielleicht haben wir im ausgeruhten Zustand mehr Selbstkontrolle. Eine andere Studie bestätigte, dass Menschen, die genug Schlaf bekommen, »weniger Heißhunger auf süße und pikante Snacks am Abend« verspürten. Eine große Hilfe für die Buddha-Diät!

Zu wenig Schlaf wird auch mit vermehrtem emotionalen Essen in Verbindung gebracht, was uns dazu animiert, bei Stress mehr zu futtern. Zum Thema »Emotionales Essen« haben wir noch ein ganzes Kapitel aufgenommen (»Essen als Trost, Essen als Belohnung«, S. 88), weil es so eine große Hürde für eine gesunde Ernährung darstellt. Und schlechter Schlaf verschlimmert es noch.

Zu wenig Schlaf vermindert außerdem sowohl die Insulinsensitivität als auch die Glukosetoleranz – was bedeutet, dass Zucker noch dicker macht als ohnehin schon. Schlafprobleme verringern darüber hinaus unseren Energieverbrauch, wodurch wir weniger Kalorien verbrennen. Doch sollten wir bei weniger Schlaf nicht eher aktiver sein? Tatsächlich ist das Gegenteil der Fall – Schlafunterbrechungen machen uns müder, mit dem Resultat, dass wir am nächsten Tag weniger Bewegung bekommen, als wir normalerweise hätten.

Und es wird noch schlimmer. Nicht nur, dass Schlafmangel oft zu Adipositas führt; Adipositas verschlechtert im Umkehrschluss auch unseren Schlaf. In manchen Fällen kann es zu sogenannter Schlafapnoe (Atemstörungen bzw. Atemstillstand) oder anderen Schlafstörungen kommen. All das endet in einem Teufelskreis, wie ihn ein Forscher beschrieb: »Schlafmangel verursacht Gewichtszunahme und Gewichtszunahme verursacht Schlafmangel«.

Doch Sie können den Teufelskreis durchbrechen. Reduktionsdiäten scheinen besser zu wirken, wenn man sich genug Schlaf gönnt, auch deshalb, weil der Schlafmangel das Hungergefühl fördert und anfälliger für ungezügeltes Essen macht. Die beste Vorhersage über den Erfolg eines Abnehmprogramms lässt sich machen, wenn man weiß, ob die Teilnehmenden genug Schlaf bekommen. In einem intensiven Abnehmexperiment mit 472 adipösen Erwachsenen stellte man fest, dass diejenigen Probanden, die täglich sechs bis acht Stunden schliefen, mit einer höheren Wahrscheinlichkeit ihr Ziel von zehn Kilo Gewichtsabnahme innerhalb eines halben Jahres erreichten als diejenigen, die weniger schliefen. In einer weiteren Studie mit 123 Männern und Frauen, die an einem Abnehmprogramm teilnahmen, hat man nachgewiesen, dass sowohl die Länge als auch die Qualität des Schlafs bestimmen, wie viel Gewicht die Probanden verlieren.

Guter Nachtschlaf hilft Ihnen also beim Abnehmen – und Abnehmen verbessert Ihren Schlaf. Anfangs könnten Sie Schwierigkeiten haben, mit (fast) leerem Magen einzuschlafen. Doch auch, wenn es eine gewisse Zeit dauert, bis Sie sich daran gewöhnt haben, erst viele Stunden nach dem Abendessen zu Bett zu gehen, so tun Sie sich und Ihrem Körper etwas Gutes. Forscher haben festgestellt, dass spätabendliches Essen den Schlaf verschlechtert. Mit der Zeit werden Sie merken, dass Sie mit der Buddha-Diät besser als jemals zuvor schlafen werden, was Ihnen beim Abnehmen helfen wird, und das wiederum lässt Sie wieder besser schlafen – und so weiter.

Sehr wahrscheinlich fällt das mit dem ausreichenden Schlaf in dieselbe Kategorie wie mehr Gemüse essen oder sich mehr bewegen: Sie bekommen diese Empfehlungen schon Ihr ganzes Leben lang zu hören. Und es geht hier vermutlich um mehr als bei der Essensempfehlung, denn Sie werden herausfinden, dass es wirklich viel bewirkt, wenn Sie dem nächtlichen Essen Einhalt gebieten. Wie noch können wir also zu besserer Schlafqualität kommen? Buddha hatte auch dazu ein paar Ideen.

Von Licht bis Meditation ...

Buddha pries guten Schlaf als eine der positiven Wirkungen von Meditation. Auch damals wusste er schon, dass guter Nachschlaf einem klaren Geist entspringen kann. »Der Friedfertige schläft gut«, erklärte er, »er hat geistigen Frieden gefunden.« Ihm war auch bewusst, dass wir nachts dazu tendieren, von Grübeleien und Reuegefühlen übermannt zu werden. Wenn wir am Ende eines langen Tages endlich im Bett liegen, dann lassen wir gerne alle unsere »schlechten Taten« Revue passieren – Buddha nannte sie unsere »körperlichen, verbalen und mentalen Verfehlungen«, die uns überkommen wie »der Schatten eines hohen Berggipfels die Erde bedeckt, überzieht und verhüllt«.

Dabei haben Sie vermutlich gar nichts wirklich *Schlechtes* getan an diesem Tag. Aber es könnte sein, dass es ein paar Situationen gab, auf die Sie nicht besonders stolz sind. Oder es ist etwas außerhalb Ihres Einflussbereiches, was Sie beunruhigt – wie ein krankes Familienmitglied oder ein bevorstehendes Vorstellungsgespräch. Wie oft schon sind Sie ins Bett gesunken, erleichtert, dass ein furchtbarer Tag endlich vorüber ist, um dann festzustellen, dass sich Ängste, Stress und Schuldzuweisungen mit ins Bett geschlichen haben? Kaum ist das Licht gelöscht, schon sind Sie hellwach, rekapitulieren die Schwierigkeiten des vergangenen Tages oder malen sich schon mal die des kommenden Tages aus.

Einige neuere Studien zeigen, dass einfache Achtsamkeitstechniken bei der Verbesserung der Schlafqualität hilfreich sein können. In einer dieser Studien meditierten die Patienten täglich über einen Zeitraum von acht Wochen, was ihren Nachschlaf um mehr als eine Stunde verlängerte. Eine andere Studie beschreibt, dass Langzeit-Meditierende sehr viel seltener über Schlafprobleme klagen. Die Forscher vermuten gleich mehrere Mechanismen hinter der Wirkung von Meditation auf die Schlafqualität: Der Körper entspannt sich, der Geist wird klarer und das Stressempfinden wird allgemein reduziert. Die Wissenschaftler stellten ebenfalls fest, dass Achtsamkeitstraining den Ausstoß von Kortisol beeinflusst – eines Hormons, das eng sowohl mit Schlaf als

auch mit Stress verbunden ist – und das selbst bei Medita-
tionsneulingen.

Ein ganzes Kapitel über Meditation wird noch folgen. Doch auch einfache Übungen helfen Ihnen dabei, sich auf den Schlaf vorzubereiten.
Hier eine davon: Legen Sie sich in Ihrem Bett auf den Rücken und entspannen Sie jeden Ihrer Muskeln, sodass Sie tief in die Matratze sinken. Beginnen Sie mit Ihren Füßen und lockern Sie jeden Muskel, den
Sie wahrnehmen, Zentimeter um Zentimeter körperaufwärts, bis Sie
am Kopf angekommen sind. Dann beobachten Sie Ihre Atmung, atmen
Sie ein und aus, ein und aus, und lassen Sie alle Ihre Gedanken weg-
driften. Greifen Sie nicht nach Ihrem Smartphone. Sehen Sie nicht fern
und lesen Sie auch kein Buch. Denken Sie nicht an das, was den Tag
über schiefgelaufen ist oder morgen schiefgehen könnte. Tun Sie
nichts anderes, als sich zu entspannen und zu atmen.

Am Anfang fühlt sich das vielleicht seltsam an, aber geben Sie nicht
sofort auf. Achtsamkeit und Meditation sind Fähigkeiten wie jede andere auch. Durch Übungen werden sie perfektioniert.

Ein anderes Werkzeug, das Sie nutzen können, ist körperliche Bewegung. Im letzten Kapitel haben wir schon viele Gründe aufgezählt,
warum Bewegung gut für Sie ist. Wenn Sie ein weiteres Argument
brauchen: Mehr körperliche Betätigung verbessert Ihren Schlaf.
Bewegung, Schlaf, Gesundheit und Körpergewicht sind eng miteinan-
der verknüpft: Bewegung macht gesünder und verbessert den Schlaf,
gesündere Menschen schlafen besser und wiegen weniger, weniger zu
wiegen verbessert den Schlaf und macht gesünder und so weiter. Nur
einen Aspekt zu verbessern, verbessert auch alle anderen. Dasselbe
gilt für Stressreduktion. Weniger Stress verbessert den Schlaf, verhin-
dert eine schlechte Essenswahl und hilft dabei, ein gesundes Körpergewicht beizubehalten. Das gesunde Körpergewicht wiederum mindert Stress und Erschöpfung und unterstützt einen guten Schlaf. So
wird aus einem weiteren Teufelskreis eine Aufwärtsspirale.

Nicht zuletzt brauchen wir für guten, erholsamen Nachtschlaf täglich
eine Pause vom Licht, genauso wie wir eine Essenspause brauchen.
Unser Körper ist ein komplexes System, das größtenteils einem täg-

lichen Kreislauf unterworfen ist und unseren eigenen zirkadianen Rhythmus bildet. Doch im Gegensatz zu einem Computer beispielsweise haben wir keine zentrale Uhr, die all diese Systeme koordiniert. Stattdessen haben wir viele Uhren, von der jede versucht, sich an die »wirkliche« Zeit der äußeren Welt anzupassen. Das Essen ist ein Faktor, nach dem sich diese Uhren ausrichten können – denn unsere Vorfahren aßen nur bei Tageslicht, deshalb war die Nahrungszufuhr ein verlässliches Signal dafür, dass der Tag begonnen hat und fehlende Nahrung hieß, dass es Zeit war, für die Nacht herunterzufahren. Doch das Tageslicht war schon immer ein weitaus verlässlicheres Signal. Die Anwesenheit von Licht löst alle möglichen Kettenreaktionen in unserem Körper aus, um uns zu wecken oder wach zu halten – auch dann, wenn Sie die Augen geschlossen haben.

Es ist also ebenso wichtig, dass Sie über Ihre Lichtdiät genauso nachdenken wie über Ihre Reduktionsdiät. So, wie Sie gelernt haben, beim Intervallfasten zu einer bestimmten Zeit mit dem Essen aufzuhören, so müssen Sie auch Zeiten finden, zu denen Sie das Licht ausschalten. Versuchen Sie, an den Orten im Haus Dimmer einzusetzen, die Sie meistens abends nutzen – natürlich im Schlafzimmer, aber vielleicht auch im Wohnzimmer oder anderen Räumen, in denen Sie die Abende verbringen. Das typische Schlafzimmer ist heutzutage mit 300 bis 500 Lux beleuchtet – mehrere Hundert mal heller als das Kerzen- oder Mondlicht, das unsere Vorfahren am Abend und bei Nacht kannten. Ziehen Sie auch warmes Licht mit einem höheren Orange- statt Blauanteil vor, denn das blaue Licht ist das, was uns wach hält.

Wir haben schon darüber gesprochen, welche Schwierigkeiten unsere Vorfahren vor Hunderten von Jahren gehabt hätten, hätten Sie sich einen Mitternachtssnack zubereiten wollen. Sie konnten auch sonst nicht viel in der Nacht unternehmen. Wenn die Sonne untergegangen war, hatten Sie einfach nicht mehr viel zu tun – und vielleicht schliefen Sie daher mehr. Eine Gruppe argentinischer Forscher untersuchte das indigene Volk der Toba bzw. Qom im weitläufigen ländlichen Nordosten des Landes. Sie beschreiben, dass einige Mitglieder dieses Volkes zwar nahe der dortigen Städte wohnen, doch »andere in relativ isolierten Dörfern mit 20 bis 600 Bewohnern, wo sie noch immer, jedenfalls teilweise, vom Jagen und Sammeln leben«. Die Stadtbewohner hatten Zugang zu Elektrizität, die anderen nicht. Tatsächlich bekamen diejenigen ohne Elektrizität jede Nacht fast eine Stunde mehr Schlaf. Und das im Vergleich mit anderen Mitgliedern dieses Volkes, die auch in relativ ländlichen Regionen leben, mit nicht einmal annähernd so viel Zugang zu Medien und Technologien wie wir. Das ganze Ausmaß von Elektrizität auf *unseren* Schlaf ist vermutlich noch größer.

Die meisten von uns haben endlose Unterhaltungsmöglichkeiten, die uns Tag und Nacht zur Verfügung stehen, und wir können jederzeit arbeiten, indem wir einfach nach Laptop oder Smartphone greifen. Doch manchmal sind all diese Computer, Handys und Fernseher das Tor zu Ruhelosigkeit und Sorgen.

Wenn die Bettgehzeit gekommen ist, dann schalten Sie alle Lichtquellen aus – inklusive Smartphones, Fernseher oder andere Bildschirme. Probieren Sie es mit einer Schlafmaske, wenn das Licht von außen zu hell ist oder Ihr Schlafpartner nicht mitzieht. Was auch immer nötig ist: Gönnen Sie sich täglich echte Dunkelheit, denn die Lichtpause ist genauso von Bedeutung wie die Essenspause. Grenzen zu ziehen ist wichtig! Noch eine Stunde aufzubleiben wird Sie nicht nur am nächsten Tag müde und unausgeschlafen machen – es kann auch Ihrer Diät und Ihrer Gesundheit schaden. Buddha war viel beschäftigt mit Meditation und Lehre, aber er nahm sich die Zeit für den Schlaf. So, wie Sie auch zu einer bestimmten Zeit täglich das Essen beenden, so sollten Sie für alles andere bewusst entscheiden, zu gegebener Zeit damit aufzuhören.

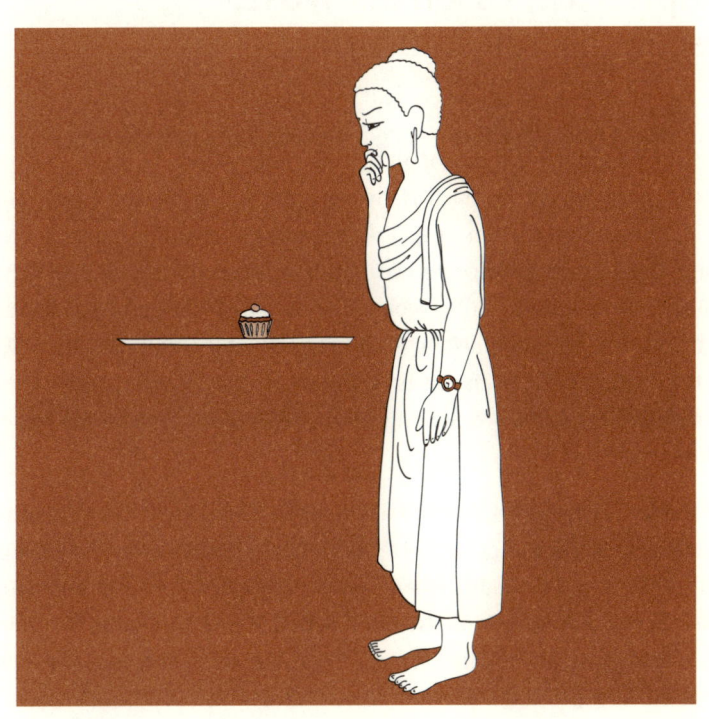

Teil 3: Hindernisse

Kapitel 12: Essen als Trost, Essen als Belohnung

Stellen Sie sich ein Leben vor, in dem Sie jeden Moment, den Sie wach verbringen, der Suche nach Nahrung opfern müssen. Ihr Bauch aufgebläht und Ihre Glieder ausgemergelt wie bei einem unterernährten Kind. Der Hunger ist allgegenwärtig und schmerzhaft, doch Ihre Kehle ist so eng wie ein Nadelöhr. Wenn Sie etwas Essbares gefunden haben, lässt es sich nicht schlucken. Kein einziger Bissen will rutschen. Der Hunger wird nicht weniger und die Suche geht weiter. Das ist das Schicksal der *pretas* – der hungrigen Geister aus der buddhistischen Tradition.

In ihrem vorherigen Leben von Verlangen, Gier, Ärger und Ignoranz getrieben, wurden diese armen Seelen auf diese Weise wiedergeboren. Während Sie vielleicht auch jeden Tag ein paar Häkchen hinter diese schlechten Angewohnheiten machen können, müssen Sie sie im Buddhismus schon auf die Spitze treiben, um als solche gequälte Existenz zu enden – zum Beispiel einen Eifersuchtsmord begehen. Also kein Grund zur Panik.

In vielen asiatischen Kulturen gehört es zur Tradition, den hungrigen Geistern Essen zu opfern. Leider scheint das nicht wirklich zu helfen. Es stellt sich heraus, dass diese hungrigen Geister gar nicht nach Nahrung suchen. Oder wenn sie es tun, dann führt ihre Suche in die Irre. Für die Geister hat Hunger nichts mit Essen zu tun, sondern damit, was sie in ihrem vorherigen Leben auf der Erde getan haben. Es ist genug Essen für sie da, aber sie können es nicht essen. Wie in jedem religiösen Gleichnis gibt es auch hier eine wichtige Lektion: Es ist nicht das Essen, was sie wirklich brauchen.

Zurück im Reich der Menschen, hat für uns das Essen weit mehr Funktionen, als unseren Körper zu nähren und unseren Hunger zu stillen. Wir wenden uns bei großer Freude und bei großer Traurigkeit dem Essen zu. Wenn etwas Erfreuliches geschieht, feiern wir, indem wir zum Essen ausgehen. Wir trinken Champagner, essen Kuchen und schlemmen ausgiebig. Das Essen wird Teil der Freude. Es gibt aber auch das genaue Gegenteil. Trauernden Essen anzubieten, hat eine lange Tradition. Wir tun uns zusammen, um Freunde, die eine Krise durchmachen, mit Essen zu versorgen. Vielleicht haben Sie sich auch schon mal mit anderen über einen Online-Terminplaner oder eine WhatsApp-Gruppe organisiert, um jemandem, der trauerte, krank war oder auf irgendeine andere Weise litt, etwas Essbares zu bringen. Bei traurigen Anlässen versuchen wir instinktiv, auf eine handfeste Weise Trost zu bieten. Sehr oft tun wir das mithilfe von Nahrung.

Essen ist für all diese Zeiten da – die guten und die schlechten. In gewissem Umfang ist das auch berechtigt. Es macht Spaß, auszugehen und eine Beförderung, einen Geburtstag oder jegliche sonstige besondere Situation zu feiern. Und es ist sicher so, dass ein Leidender es als allerletztes gebrauchen kann, sich auch noch um die Zusammenstellung einer Mahlzeit kümmern zu müssen. In all diesen tragischen und freudigen Fällen ist Essen ein wertvoller und willkommener Helfer.

Das Problem entsteht dann, wenn wir Essen als Trost und Belohnung nutzen, obwohl der Einsatz sehr, sehr viel niedriger ist. »Endlich sind die Kinder eingeschlafen! Jetzt kann ich mir die Kekse gönnen, die mich schon dauernd anlachen.« Oder: »Das große Meeting heute war echt eine Katastrophe, Zeit für ein schönes Glas Wein.« Diese alltäglichen Hochs und Tiefs sind zwar herausfordernd, aber keine Anlässe für große Traurigkeit oder große Feiern. Oder gar für Essen.

Wir wissen das natürlich. Stellen Sie sich vor, Sie gehen ins Restaurant, um den Kauf der neuen Waschmaschine zu feiern. Oder Sie verwöhnen einen Freund wegen seines üblen Sonnenbrands mit Essen. Es klingt lächerlich. Und doch gönnen wir uns kleine Belohnungen für unerhebliche Erfolge und kleine Tröstungen für winzige Irritationen – nicht selten ist dabei Essen im Spiel. Wir würden uns zwar selbst keinen Geburtstagskuchen kaufen, aber wenn wir ein Stück im Kühlschrank finden, dann nehmen wir es gerne. Oder wir finden irgendwo eine Tüte Chips oder ein kaltes Bier. Alles kann locker mehrere Hundert Kalorien mitbringen. Und was es noch schlimmer macht: Immer ist es am Ende eines langen Tages, dass wir uns einen solchen Trost oder eine solche Belohnung wünschen – dem schlimmsten Zeitpunkt für unseren Körper. Wenn Sie das regelmäßig machen, summiert es sich schnell.

Natürlich gibt es einen Grund, warum wir uns so verhalten. Essen ist eine natürliche Belohnung. Denken Sie an Iwan Pawlow und seine Versuche mit der Konditionierung von Hunden: Er trainierte sie mithilfe von Futter. Unser klassisches Trostfutter steckt in der Regel voller Stärke und Zucker, was erwiesenermaßen die Stimmung verbessert. Haben Sie schon mal gehört, ein bestimmter Snack sei »wie Crack«? Das Essen von leckeren Dingen scheint dieselben Hirnareale zu aktivieren wie suchterzeugende Drogen und es bewirkt den Ausstoß natürlicher Opiate. Studien zeigen, dass besonders Kohlenhydrate die Freisetzung von Serotonin erhöhen – der chemischen Substanz in unserem Körper, die stimmungsaufhellend wirkt (weshalb man auch von »Glückshormon« spricht). Je mehr Serotonin, desto besser fühlt man sich. Mit fettigen Speisen verhält es sich genauso. Im Jahr 2011 führte man im Rahmen einer Studie Gehirnscans an Teilnehmern durch, die zuvor entweder eine Lösung mit Fettsäuren oder eine Salzlösung über eine Magensonde verabreicht bekommen hatten. Bei denen, die die fettsäurehaltige Lösung bekommen hatten, war die Aktivität in denjenigen Hirnarealen reduziert, die Traurigkeit kontrollieren – selbst dann noch, als man ihnen »traurige klassische Musik« vorspielte. (Oh ja, es gab Freiwillige für diese Studie mit trauriger Musik und einer Magensonde.)

Was ist also so falsch daran, bei Traurigkeit zu essen? Besser als echtes Crack ist es doch allemal, oder? Ist es denn nicht eine tolle Sache, wenn Essen tatsächlich unsere Stimmung aufhellen kann?

Ja und nein. Meistens aber nein. Erinnern Sie sich an die hungrigen Geister? Sie erfahren etwas Erleichterung, wenn sie den Geschmack der Speisen auf ihren Zungen verspüren. Wie uns Studien zeigen, geht es uns Menschen ebenso – doch wir sind wesentlich besser dran als die hungrigen Geister, denn wir dürfen unsere Schokolade letztlich auch runterschlucken. Doch die bewirkte Erleichterung ist vergänglich. Der schlechte Tag ist noch immer schlecht und nur durch Brownie oder Brezel weichgespült. Und wie den hungrigen Geistern auch, geht es Ihnen nicht *wirklich* um das Essen. Was die Geister eigentlich wollen, ist Linderung von Verlangen, Gier, Ärger und Ignoranz – *und sie versuchen noch immer, das leere Gefühl mit Essen zu füllen, obwohl es nicht funktionieren kann*. Kommt Ihnen das bekannt vor?

Die tröstenden Snacks sind erstens nicht allzu tröstend, und werden darüber hinaus auch von uns ausgerechnet zu den Zeiten als Mittel für Trost und Entspannung genutzt, zu denen wir uns die Kalorien besonders schlecht leisten können. In einer an der Ohio State University durchgeführten Studie mit 58 gesunden Frauen mittleren Alters stellte man fest, dass ein oder mehrere stressige Ereignisse vor einer fettreichen Mahlzeit ihren Stoffwechsel *verlangsamte*. Und zwar nicht nur ein bisschen, sondern genug um »fünf Kilo über ein Jahr zuzulegen«, wie die Autoren hochrechnen. Stress scheint die Kalorien förmlich an den Körper zu kleben, in der Annahme, diese später noch zu brauchen. Das könnte ein Überbleibsel aus Hungerzeiten sein oder aus Zeiten, zu denen wir nie wissen konnten, wann uns beim Jagen das nächste Mammut vor den Speer läuft. Woraus der Stress heute auch immer bestehen mag – ein kranker Freund, Beziehungsprobleme, Geldnöte oder ein frustrierender Job – nichts davon würde uns morgen verhungern lassen. Doch unser Organismus hat keine Fähigkeit entwickelt, den Unterschied zu erkennen.

Und es wird noch schlimmer. Zu viel zu essen, aus welchem Grund auch immer, führt zu demselben emotionalen Zustand wie zuvor und fördert umso mehr das emotionale Essen. In einer deutschen Studie mit normal- und übergewichtigen Frauen berichteten die Teilnehmerinnen von Traurigkeit, Scham und Angst nach hochkalorischem Essen – wobei bei den übergewichtigen Frauen diese negativen Gefühle am stärksten ausgeprägt waren. Wir essen zu viel, wenn wir im Stress sind, wodurch wir uns traurig und noch mehr gestresst fühlen. Dabei nehmen wir zu, was wiederum mit Depressionen zusammenspielt und alles noch schlimmer macht. Es ist ein weiterer Teufelskreis von »zu viel essen, zunehmen und depressiver Stimmung«.

Glücklicherweise gibt es viele Wege im Umgang mit Stress. Der gesündeste ist der, der tatsächlichen Ursache auf den Grund zu gehen. Dazu kann gehören, sich aus schlechten Beziehungen zu befreien, sich einen neuen Job zu suchen oder sich von Verpflichtungen zu verabschieden, die einen überfordern. Gesellige Unterhaltung – vor allem mit Freunden und Familie – ist ebenso geeignet. In der Tat ist das Zusammensein mit lieben Menschen unter allen Möglichkeiten der Ablenkung die effektivste.

Gefährlich ist das, was Psychologen »emotion-focused coping« bzw. »emotion-oriented coping« verstehen. Übersetzt bedeutet das so viel wie »emotionsorientierte« oder »gefühlsfokussierte« Stressbewältigung. Sie besteht aus Selbstvorwürfen, Tagträumereien, Fantasieren und anderweitigen Grübeleien sein miserables Leben betreffend: zum Beispiel im Bett zu liegen und sich trauriger Musik hinzugeben. Machen Sie das nicht. Genau so etwas führt oft zu emotionalem Essen – vielleicht, weil es nicht als alleinige Stressbewältigungsstrategie funktioniert. Schwarzmalerei führt in den seltensten Fällen dazu, dass wir uns besser fühlen.

Als sehr wirksame Helfer gegen Stress haben sich Meditation und Achtsamkeitstraining herausgestellt – ein paar Minuten mit reiner Stille und Frieden – was wir an anderer Stelle noch ausführen werden. Gleichzeitig sind Studien zur stress- und angstmildernden Wirkung von Yoga sehr vielversprechend und konnten sogar zeigen, dass mit Yoga die Fixierung auf das Essen bei Essgestörten reduziert werden kann. Wie schon angesprochen, ist körperliche Bewegung schon lange dafür bekannt, unsere Stimmung positiv zu beeinflussen und Ängste zu mildern. Vielen Menschen hilft auch der Aufenthalt in der Natur. Vielleicht müssen Sie mehrere Dinge ausprobieren, bevor Sie den richtigen, ultimativen Weg für sich gefunden haben. Aber lassen Sie nicht das Essen Ihr Heilmittel sein.

Was ist mit der umgekehrten Seite, wenn wir das Essen als Belohnung für etwas Gutes einsetzen? Auch dieser Zusammenhang ist tief in uns verwurzelt. Eltern zum Beispiel belohnen gutes Verhalten der Kinder gerne mit Essen (besonders mit Süßigkeiten) – was eine ziemlich irritierende Botschaft sendet. Oder wie ein Forscherpaar erklärt: »Eltern reden ihren Kindern gut zu, gesunde Lebensmittel zu essen, belohnen gutes Verhalten aber gleichzeitig mit ungesunden Lebensmitteln. Das vermittelt den Kindern, dass manche Lebensmittel gut für sie sind, aber dass man sich diejenigen, die schlecht für sie sind, durch Gutsein verdienen kann.« Diese verdrehte und irritierende Logik können wir bis ins Erwachsenenalter mit uns herumtragen – und auch unseren Kindern vermitteln. In einer Umfrage unter amerikanischen Collegestudenten fand man heraus, dass Erwachsene, die sich selbst mit Essen belohnen, mit sehr viel höherer Wahrscheinlichkeit schon als Kinder auf diese Weise behandelt wurden.

Doch unsere Belohnung aufzuessen birgt neue Probleme. Wie schon erwähnt, bringt diese Art der Behandlung ihr eigenes emotionales Päckchen mit – solche Laster sind mit einer Menge Schuldgefühle verknüpft. Wenn unsere »Belohnung« Gefühle wie Trauer, Angst oder Scham bei uns auslöst, dann hat das mit Belohnung eigentlich nichts mehr zu tun, oder? Für Frauen scheint das mehr ein Thema zu sein als für Männer, vermutlich weil für sie in unserer Kultur Übergewicht ein größeres Stigma bedeutet. Und für diejenigen Frauen, die Diät halten, ist es das schlimmste überhaupt.

Einen der Gründe, warum wir uns selbst belohnen, können wir mit dem Ausdruck »Genehmigung« erklären. Wir genehmigen uns ständig irgendetwas, in allen Lebenslagen. In einer Studie mit recycelbaren Einkaufstaschen zeigte sich Folgendes: Diejenigen, die ihre eigenen Taschen kauften, kauften zwar auch mehr Bio-Lebensmittel (was vermutlich nicht wirklich überraschend ist), andererseits aber ebenso mehr Junkfood, insbesondere Kekse und Chips. Die gute Tat, ihre eigene Tasche mitgebracht zu haben, schien ihnen die Genehmigung zu erteilen, beim Einkaufen zügelloser zu sein.

Doch all diese Belohnungen können schnell aus dem Ruder laufen. Ist eine Belohnung in Form einer spätabendlichen Kalorienattacke wirklich angemessen, wenn Sie Ihre Kinder zu Bett gebracht oder eine Aufgabe erledigt haben? Nochmal zur Erinnerung: Es geht nicht ums Ausgehen zu einer Geburtstagsfeier oder einer Beförderung. Es geht darum, dass wir uns selbst für die banalsten täglichen Aufgaben zu Hause belohnen.

Buddha lehrte, dass wir keine Belohnung erwarten sollten, wenn wir gute oder besondere Dinge geschafft oder Leistungen erbracht haben. Wir sollten sie tun, weil es richtig ist, sie zu tun, nicht, weil sie uns einen Freifahrtsschein zur Vernichtung eines Stücks Käsekuchen verschaffen.

Natürlich werden Sie hin und wieder Ausrutscher erleben, keine Frage. Sie müssen an dieser Stelle feste Gewohnheiten durchbrechen. Denken Sie aber mal gründlich darüber nach, wie oft Sie sich diese Belohnungen und Annehmlichkeiten genehmigen und sehen Sie sie als das, was sie sind – eine kurzfristige Prämie, die langfristige Folgen haben kann. Und denken Sie an die Lektion mit den hungrigen Geistern: Ein rastloses Selbst kann niemals mit Essen gesättigt werden.

Kapitel 13: Essen fürs Denken, denken fürs Essen

Eine der vielen Regeln, die Buddha für seine Mönche und Nonnen aufstellte, lautet, sie sollten mit »ihrer Aufmerksamkeit auf die Schüssel gerichtet« essen. Das klingt nicht nur seltsam, sondern auch etwas radikal. Was kann so schlecht daran sein, während des Essens Augenkontakt zu suchen? Vielleicht sogar etwas zu plaudern? Und warum sollte man die Nahrungsaufnahme wie eine Beerdigung abhalten?

Womöglich war das die Methode Buddhas, zu achtsamem Essen zu sensibilisieren.

Dem Thema Achtsamkeit wird in letzter Zeit sehr viel Aufmerksamkeit gewidmet – Firmen bieten ihren Mitarbeiten Achtsamkeitsseminare an und schon in der Grundschule bringt man den Schülern Achtsamkeit bei, um Empathie und Mitgefühl zu fördern. Heute ist Achtsamkeit als Strategie, Konzept oder Methode so populär, dass der Begriff zu einem Modewort geworden ist.

Achtsamkeit lässt sich auch auf das Essen anwenden. Eine Handvoll Experten propagiert bereits Achtsamkeit in Bezug auf das, was wir essen, wie wir essen und woher das Essen stammt. Einige versprechen Abnehmerfolge, wenn wir uns stark konzentrieren und jeden Bissen 30- bis 50-mal kauen. Jeden Bissen – was nahezu unmöglich ist. Wenn es endlich so weit ist, den zu Brei gewordenen Happen schlucken zu dürfen, hat man wahrscheinlich schon längst vergessen, was man überhaupt isst. Das ist wohl das Gegenteil von Achtsamkeit. Das Essen hat sich in eine undefinierbare, in Speichel eingeweichte Pampe verwandelt.

Doch hinter diesem ganzen Hype steckt auch etwas sehr Wertvolles, besonders in Bezug auf das Essen. Wenn wir nicht achtsam essen, dann essen wir achtlos. Zwei Forscher der Cornell-Universität befragten 139 Personen, wie viele Entscheidungen in Bezug auf das Essen sie an einem ganz gewöhnlichen Tag treffen, also wann, was, wie viel, wo und mit wem sie essen. Sie fanden unter anderem heraus, dass die meisten Entscheidungen unbewusst getroffen wurden und dass die Anzahl der Entscheidungen auch um mehr als 200 überschätzt wurde. Über 200 achtlos getroffene Entscheidungen in Bezug auf das Essen an einem einzigen Tag. Und achtloses Essen bedeutet gleichzeitig fast immer, schlecht und zu viel zu essen.

Achtsam essen

Wie können wir achtsames Essen effektiv umsetzen? Dafür gilt es im ersten Schritt zu erkennen, für welche Art von achtlosem Essen Sie besonders anfällig sind. Obwohl es alle möglichen Gründe für achtloses Essen gibt, kann man sie doch in die drei folgenden Kategorien einteilen: Essens-Multitasking, emotionales Essen und »voll, aber nicht fertig« (im amerikanischen Original »full not finished« genannt, Anm. d. Red.).

Die erste Kategorie des achtlosen Essens beschreibt etwas, was wir alle von Zeit zu Zeit tun, und zwar das Essen während einer anderen Tätigkeit zu »erledigen«. Wir sind Essens-Multitasker. Zum Beispiel, wenn wir in Eile sind, weil wir irgendwo hinmüssen und unterwegs in Häppchen zwischen zwei Ampelstopps essen. Oder wenn wir am Computer sitzen und unser Mittagessen beim gleichzeitigen Lesen von E-Mails einnehmen. Oder aber – etwas, was wir alle schon das ein oder andere Mal tun – wenn wir unsere Abende essend vor dem Fernseher verbringen.

Sie kennen vielleicht einige Situationen von Essens-Multitasking, aber führen Sie sich mal die extremste vor Augen: im Kino. Die Augen fest auf die Leinwand gerichtet, verschlingen wir händeweise Popcorn, Chips oder Gummibärchen, ohne uns darüber bewusst zu sein, was wir bis zum Zeitpunkt, wenn das Licht wieder angeht, vertilgt haben. Wenn Sie das nächste Mal im Kino sind, dann sehen Sie sich einfach mal den ganzen Müll auf dem Boden an, wenn Sie den Saal verlassen – das plattgetretene Popcorn, die weggeworfenen Süßigkeitentüten, die umgekippten leuchtend blauen Getränke. Es wirkt etwas reumütig, wie die Leute über dieses Dilemma steigen, als würden sie sich schämen, zusammen mit ihren üblen Angewohnheiten entdeckt zu werden.

Laut einer Studie essen Kinogänger 45 Prozent mehr Popcorn, wenn dieses in einer großen statt einer mittelgroßen Box angeboten wurde. Unser Hang zum achtlosen Reinstopfen ist so stark, dass sogar Menschen, die Popcorn überhaupt nicht mögen, 33 Prozent mehr verdrückten, wenn sie die große Box bekamen. In einem anderen Versuch wurden Frauen zu zwei 30-minütigen Sitzungen eingeladen, vor denen sie jeweils zwei Stunden lang nichts mehr essen durften. Im einen Fall saßen sie in einem Raum mit verschiedenen Snacks und ohne weitere Beschäftigungsmöglichkeit. Im anderen Fall warteten die gleichen Snacks, doch diesmal lief dazu eine Episode aus der Fernsehserie »Friends«. (Falls Sie sich das fragen sollten: Als Episode wurde »Der ominöse rote Pulli« gewählt, weil es »weder hochemotionale Szenen gibt, noch solche mit direktem Bezug auf Essen«.) Die Frauen wurden beide Male aufgefordert, nach Herzenslust zuzugreifen. Durchschnittlich aßen sie während des Fernsehens 55 Prozent mehr ihrer Lieblingssnacks, als wenn sie einfach nur herumsaßen – und das, obwohl sie ohne das Fernsehen bestimmt unruhiger und gelangweilter waren.

Natürlich geht die Welt nicht unter, wenn Sie mal während eines Kinofilms Popcorn knabbern oder während Ihrer Lieblingsfernsehsendung ein Stück Pizza essen. Doch wenn Sie das die ganze Zeit machen, dann schafft Ihnen dieses Aufmerksamkeitsdefizit schlicht und einfach unnötige und unerwünschte Kilos auf die Hüften. Sie sind sehr viel stärker gefährdet, außerhalb Ihres Zeitfensters zu essen, wenn Sie es gedankenlos tun.

Wenn Sie sich bei dieser Beschreibung wiederfinden, dann probieren Sie doch einmal Folgendes aus: Essen Sie, ohne irgendetwas anderes zu tun. Schauen Sie nicht fern, scrollen Sie nicht Social-Media-Seiten rauf und runter. Essen Sie einfach nur. Sie werden überrascht sein, wie anders sich das anfühlt. Sie werden feststellen, dass Sie in Abwesenheit von Bildschirmen oder anderen Aktivitäten tatsächlich gezwungen sind, Ihr Essen anzusehen, wie es Buddha von seinen Mönchen verlangte. Und wenn Sie Ihr Essen ansehen, wenn Sie sich wirklich mit dem Was, dem Wann und dem Wieviel beschäftigen, dann werden Sie eine bessere Wahl treffen. Diese Wahl wird Ihnen dabei helfen, sich in Richtung Ihres Ziels zu bewegen und weniger, besser und – das ist das Wichtigste – nur innerhalb Ihres Zeitfensters zu essen.

Wissenschaftliche Untersuchungen beweisen, dass selbst kleinste Änderungen Wirkung zeigen können. In einer Studie wurden die Teilnehmer dazu aufgefordert, ausschließlich in der Küche oder dem Esszimmer zu essen. Das Ergebnis: Sie nahmen ab. Andere Teilnehmer sollten immer dann, wenn sie glaubten, womöglich ohne Hunger essen zu wollen, (laut) aussprechen: »Ich habe keinen Hunger, aber ich esse es trotzdem.« Sie nahmen noch mehr ab. Natürlich wird es diese Tage geben, an denen Sie Ihre Mahlzeiten während anderer Aktivitäten einnehmen müssen – vielleicht während Sie arbeiten oder Autofahren. Das sollte aber nicht zur Gewohnheit werden. Wenn Sie erst einmal so viele Mahlzeiten über Ihrer Tastatur gegessen haben, dass die herausgeschüttelten Krümel für ein ganzes Sandwich reichen, ist die Zeit für einen Neustart gekommen.

Die zweite Kategorie achtlosen Essens ist das emotionale Essen. Im letzten Kapitel haben wir uns schon damit beschäftigt, aber es ist es wert, noch einmal erwähnt zu werden. Unter emotionalem Essen verstehen wir, aufgrund von Freude, Traurigkeit, Ärger oder Langeweile zu essen. Und das aus gutem Grund. Studien zeigen, dass wir uns schon bei dem Gedanken an traditionelles Wohlfühlessen weniger einsam fühlen, vielleicht, weil es uns an emotionale Bindung zu anderen erinnert. Doch emotionales Essen sabotiert die Diät. Gefühle sind nicht an bestimmte Tageszeiten gekoppelt, und wenn doch, dann ist es eher der späte Abend, an dem wir unsere schlechtesten Entscheidungen treffen, wenn wir uns vom Stress des Tages zu erholen versuchen. Wenn Sie zulassen, dass Ihre Gefühle Ihre Essgewohnheiten kontrollieren und Sie aus Ihrem Zeitfenster katapultieren, werden Sie die Buddha-Diät nicht erfolgreich oder langfristig durchführen können.

Die dritte Kategorie des achtlosen Essens ist das Essen nach dem Motto »voll, aber nicht fertig«. Das kann auch dann passieren, wenn Sie sonst alles richtig machen – im Sitzen essen, mit einem Teller, nicht abgelenkt, ohne Multitasking. Wenn Sie dann noch immer sagen »ich habe zu viel gegessen«, dann sind Sie dem »voll, nicht fertig« erlegen. In diesem Fall erleben wir nicht das gute, wohltuende Gefühl, das beispielsweise das emotionale Essen auslöst. Wir fühlen uns einfach nur plump und träge.

Meistens kommt es zu diesem sogenannten »Überfressen«, weil wir zu schnell essen. Als Kinder haben wir oft zu schnell gegessen, damit wir uns bald schon wieder etwas anderem, zum Beispiel Spielen mit Freunden, zuwenden konnten. Heute ermahnen wir unsere eigenen Kinder: »Mach langsam, kau ordentlich!« Doch wir haben es als Erwachsene selbst nicht gelernt. Und weil wir nicht langsam essen, hören wir damit nicht auf, bis es zu spät ist. Wenn unser Körper genug Nahrung bekommt, produziert er Leptin, ein Hormon, das unserem Gehirn das Signal gibt, nicht weiter nach Essen Ausschau zu halten. Doch die Freisetzung dieses Stoffes, der Transport zum Gehirn und die Reaktion auf das Signal mit dem Gefühl der Sättigung brauchen ihre Zeit. Wenn man im Wald auf Nahrungssuche gehen muss, wird man bis zur Wirkung des Signals vermutlich nicht allzu viel gefunden haben. Doch in unserer modernen Welt essen und essen und essen wir, bis das Signal im Gehirn ankommt und uns die Bremse ziehen lässt. Doch bis dahin haben wir schon mindestens zehn Mundvoll mehr verdrückt als nötig. Diese Tatsache steckt hinter dieser extremen Forderung, jeden Bissen so oft zu kauen – es verlangsamt das Essen so weit, dass das Gehirn mithalten kann.

Wie können Sie wissen, ob es genug ist? Sie werden es nicht immer wissen. Wir sind in der Tat so schlecht darin, die richtige Menge abzuschätzen, dass sich unser Körper oft lieber auf externe Signale verlässt, zum Beispiel, ob wir den Teller leer gegessen haben. Wie die Kinogänger, die wir schon angesprochen haben, aßen Freiwillige im Versuch mehr, wenn das Essen auf größeren Tellern serviert wurde als auf kleineren. Noch schlimmer: Sie nahmen das noch nicht einmal wahr – 73 Prozent bestanden darauf, dass die Mengen identisch waren und

19 Prozent gingen davon aus, sogar weniger gegessen zu haben. Ebenso ging es Personen, die Suppe aus einem »bodenlosen« Teller aßen (der durch einen versteckten Schlauch unter dem Tisch nachgefüllt wurde). Sie aßen bis zum Gefühl der Sättigung fast doppelt so viel wie diejenigen, die einen nicht manipulierten Teller bekommen hatten.

Wenn Sie langsamer machen und aufmerksamer sind, dann werden Sie ein sehr viel besseres Gefühl dafür entwickeln, ob sie genug haben. Das Ziel ist, so viel zu essen, dass Sie zufrieden sind mit dem, was Sie hatten und es genießen konnten – und nicht zu essen, bis nichts mehr geht. Nehmen Sie sich zwischen den Bissen Zeit, kurz durchzuatmen. Versuchen Sie wahrzunehmen, was Sie essen, wie es schmeckt und wie Sie sich dabei fühlen. Das Signal vom Gehirn zu Ihrem Magen braucht einen Vorsprung, den es nicht hat, wenn Sie zu hastig schlingen. Wenn das »Voll, nicht fertig«-Motto Teil Ihrer Essensroutine ist, dann müssen Sie sich an denselben Rat halten, den Sie schon als Kind zu hören bekommen haben: »Mach langsam.«

Wir müssen uns nicht wie die Mönche verhalten: in Stille, mit auf den Teller gesenktem Blick essen, und nach der Mittagszeit mit dem Essen aufhören. Doch die Buddha-Diät lehrt uns, unserem Essen etwas Aufmerksamkeit zu schenken. Dieses achtsame Essen muss nicht zur Besessenheit werden. Zuerst müssen Sie sich vielleicht immer wieder selbst daran erinnern, bei Essen und Trinken achtsam zu sein. Mit der Zeit wird es aber ganz natürlich und mühelos. Sie werden nicht mehr im Autopilotmodus essen, nur, um etwas zu tun. Stattdessen werden Sie Ihr Essen mehr genießen und wahrnehmen, wann es genug ist.

Kapitel 14: Von Partnersuche bis Kindererziehung

Für Mönche und Nonnen ist die Buddha-Ernährung in vielerlei Hinsicht einfacher als für Normalsterbliche. Sie leben als Einsiedler oder zusammen mit Gleichgesinnten, die denselben Regeln folgen. Sie werden weder von Freunden zu wilden Geburtstagspartys eingeladen, noch verabreden sie sich zu Dates in Bars, sie haben auch keine Kinder, die, lange nachdem sich ihr Zeitfenster geschlossen hat, nach Essen verlangen.

Es ist doch so: Viele von uns führen ein sehr kompliziertes Leben, voller Versuchungen und Ablenkungen. Vielleicht müssen wir viele Überstunden machen oder nehmen an ausschweifenden Familientreffen bis in den späten Abend teil. Mit anderen zusammenzuleben, die sich an anderen Essenszeiten orientieren, erschwert das Intervallfasten. Aber vor Ihnen haben sich schon viele andere damit arrangiert, und es wird auch Ihnen gelingen.

Das Dating ist unübersehbar eine Herausforderung. Wie sollen Sie um sieben oder halb acht am Abend das letzte Mal essen, wenn Ihr Date um acht Uhr ist? Alternativen könnten Mittagessen, Brunch oder Nachmittagskaffee sein – vielleicht auch alltäglicher und damit entspannter, besonders bei den ersten Malen mit jemand Neuem. Haben Sie schon mal ein misslungenes erstes Date erlebt? Dann wissen Sie, wie schwierig es sein kann, sich höflich aus der Affäre zu ziehen, vielleicht indem Sie große Müdigkeit vortäuschen – oder durch den schlimmen Notfall, zu dem Sie ein Fake-Telefonat ruft. Eine Verabredung zum Kaffee oder zum Mittagessen hat ein sehr viel natürlicheres Ende. Denn jedem ist klar, dass wir für den Rest des Tages noch andere Dinge zu erledigen haben, sodass es keine große Sache ist, sich zu verabschieden.

Außerdem ist doch nirgendwo festgeschrieben, dass Essen – oder Trinken – zwingend zum Daten dazugehört. Das, was wir heute als

»Restaurant« kennen, gab es vermutlich erstmalig vor etwa 300 Jahren in Paris, doch auch Jahrhunderte davor ist es Menschen schon gelungen, sich zu verabreden und sich zu verlieben. Wenn Sie mal genauer darüber nachdenken, ist es noch nicht einmal die beste Möglichkeit, jemanden kennenzulernen, indem man ihm beim Essen zuschaut. Alkohol macht Sie beim ersten Treffen zwar lockerer, aber Entscheidungen in Sachen Liebe sollten sicher besser im nüchternen Zustand gefällt werden.

Ziehen Sie also zumindest für einige Ihrer Verabredungen Möglichkeiten in Betracht, die nichts mit Essen zu tun haben. Machen Sie einen Spaziergang oder eine Wanderung, besuchen Sie ein Museum oder ein Konzert oder entdecken Sie zusammen ein Stadtviertel oder einen Park. All das hat den Vorteil, dass Sie nicht für Stunden einander gegenübersitzen und sich anstarren müssen, und liefert ganz natürlichen Gesprächsstoff. Viele empfinden diese Art der Aktivität als weniger unbehaglich als ein Essen – und sie lassen sich in Ihr Essens-Zeitfenster legen.

Es ist aber nicht so, als ob Sie *niemals* zum Abendessen oder auf einen Drink ausgehen könnten, wenn Sie die Buddha-Diät machen. Sie können natürlich Ihre Cheat Days dafür nutzen. Für manche ist die Regelmäßigkeit wichtig. Wenn das auch für Sie zutrifft, könnten Sie den Freitag oder den Samstag zu Ihrem Cheat Day ernennen und sich entsprechend verabreden.

Das Daten hält für manche aber noch andere Herausforderungen bezogen auf das Essen bereit. In wissenschaftlichen Studien konnte gezeigt werden, dass »zwischenmenschlicher Stress« dazu führt, zu viel zu essen, was besonders Frauen betrifft. Dazu wurde die Ausschüttung von Hormonen gemessen, die den Appetit regulieren. Die Forscher konnten bei Frauen, die zwischenmenschlichen Spannungen ausgesetzt waren, einen Anstieg des hungerauslösenden Hormons Ghrelin und ein Absinken des Sättigungshormons Leptin feststellen. Und was gehört zu den Situationen, die zwischenmenschliche Spannungen auslösen können? Richtig, das Daten. Seien Sie also vorsichtig. Denken

Sie daran, noch mehr Einsatz in die Buddha-Diät zu investieren, wenn Sie durch die Höhen und Tiefen der Partnersuche navigieren müssen.

Wie sieht es mit der anderen Seite des Spektrums aus? Wenn Sie Kinder haben, die zu jeder Tages- und Nachtzeit essen, Sie aber der Buddha-Diät folgen?

Normalerweise ist es möglich, das Essensfenster so zu legen, dass sich wenigstens einige Ihrer Mahlzeiten mit denen Ihrer Familie überschneiden. Am einfachsten lassen sich meistens die Abendmahlzeiten koordinieren. Essen Ihre Kinder also beispielsweise um sechs Uhr zu Abend, dann planen Sie Ihr Frühstück nach neun Uhr morgens ein, am besten nicht vor halb zehn. Das wirkt erst mal kompliziert, aber darüber machen Sie sich vermutlich keinen Kopf, wenn Sie morgens die Kinder aus dem Haus kriegen müssen. Sorgen Sie dafür, dass Ihre Kinder vernünftig frühstücken und rechtzeitig zur Schule kommen, und machen Sie Ihre eigene Frühstückspause einfach später.

Würde es Sinn machen, die Kinder zur Buddha-Diät zu bewegen? So schwierig die Ernährungsforschung an Erwachsenen ist – mit Kindern ist sie noch schwieriger. Kontrollierte Versuche sind nahezu unmöglich. Damit kommt man nur sehr schwer an Daten zur Kinderernährung. Viele Ernährungsempfehlungen stützen sich auf Beobachtungsstudien oder schlichtweg auf den gesunden Menschenverstand. Wenn sich Ihre Kinder gesund und fit entwickeln, gibt es keinen Grund dafür, ihre Ernährung in irgendeine Richtung umzustellen. Riskieren Sie nicht, bei ihnen unnötige Ängste oder Unsicherheiten das Essen oder das Gewicht betreffend auszulösen, wenn es ihnen gut geht.

Darüber hinaus weist die Forschung schon seit Jahren nach, dass es generell kontraproduktiv ist, Kindern Essensrestriktionen aufzuzwingen. Damit verursacht man lediglich, dass diese auch ohne hungrig zu sein mehr essen, ihre Nahrungszufuhr schlechter selbst steuern können und letztlich zunehmen. In einer Studie aus dem Jahr 2004 an mehr als 100 Eltern und ihren Kindern stellte man fest, dass »die elterliche Kontrolle keinen Einfluss auf die Ernährungsweise des Kindes« und »die Verwendung von Essen zur Verhaltenskontrolle den gegenteiligen Effekt« hatte. Eine neuere Studie bestätigt, dass die Einschränkung bestimmter Lebensmittel bei den Kindern die Vorliebe dafür noch erhöhte und dazu führte, dass Sie bei gebotener Gelegenheit umso mehr davon aßen. Und es scheint schlimmer zu werden, wenn diese Kinder aus dem Elternhaus ausziehen.

Was Kindern zu helfen scheint, ist, ihnen gesunde Ernährung vorzuleben. In einer englischen Studie befragte man 200 Teenager zu zwei Zeitpunkten: einmal, als sie noch bei den Eltern wohnten, und das zweite Mal nach Auszug. Die Ergebnisse waren eindeutig:»Das elterliche Verhalten lässt eine sehr viel bessere Voraussage über das Verhalten des Kindes nach dem Verlassen des Elternhauses zu als die elterliche Kontrolle.« Oder andersherum ausgedrückt:»Es scheint, dass das, was die Eltern tun, einen größeren Einfluss auf ihr Kind in der Zukunft hat als das, was sie sagen.«

Sollten Ihre Kinder mit ihrem Körpergewicht hadern, dann könnte das Vorleben einer gesunden, nachhaltigen, bewussten Ernährungsweise das beste Heilmittel sein, das Sie Ihrem Kind bieten können. Die Buddha-Diät kann ihnen dabei helfen, gute Gewohnheiten zu entwickeln, wie, nicht aus Langeweile oder Stress oder am späten Abend zu essen. Machen Sie sich auch bewusst, dass es Kindern oft sehr viel schwerer fällt als Erwachsenen, sich an komplizierte Essensregeln zu halten, und dass sie vor allem dann, wenn sie oft in der Schule oder mit Freunden essen, weniger Kontrolle darüber haben, was sie überhaupt essen. Die Einfachheit der Buddha-Ernährung könnte sie daher vielleicht ansprechen und ihnen bei der Entwicklung eines gesunden Essverhaltens helfen, das für immer besteht.

Ihre Kinder werden sich vermutlich nicht dafür interessieren, welches Essverhalten irgendein indischer Prinz an den Tag legte, der vor Tausenden von Jahren lebte, aber die einfachen Regeln, nach einer bestimmten Uhrzeit nicht mehr zu essen, werden sie verstehen. Sie könnten sagen, dass die Küche ab einer bestimmten Uhrzeit geschlossen ist und Sie keinen Rund-um-die-Uhr-Imbiss betreiben. Die Kinder dürfen essen, wann immer sie möchten, sind aber auf sich selbst gestellt. Wenn das benutzte Geschirr im Spülbecken oder der Spülmaschine und der Tisch abgewischt ist, dann ist Nachtruhe angesagt.

Vielleicht bereiten sich die Kinder dann selbst einen Snack zu oder sie haben die Geduld und essen am nächsten Morgen ein ausgiebigeres Frühstück, aber verhungern werden sie nicht.

Manchmal ist das Durchführen einer Diät mit einem Lebensgefährten oder einem Partner sogar herausfordernder als mit Kindern. Auch wenn sich manche buddhistische Regel heutzutage gelockert hat, so waren den ersten Mönchen und Nonnen das Heiraten und das Führen von Liebesbeziehungen nicht gestattet. Sie konnten nach den strengen Regeln Buddhas zum exakten Schlafplatz oder zur Kleidung leben, ohne es mit jemandem diskutieren zu müssen. Doch für diejenigen unter uns, die mit einem anderen Erwachsenen zusammenleben, erfordert vieles im Leben Diskussionen und Kompromisse. Das Essen ist keine Ausnahme.

Wie auch mit den Kindern, so sollte Ihr Zeitplan auch so getaktet sein, dass sich Ihre Mahlzeiten mit denen Ihres Partners weitgehend überschneiden – auch wenn Sie sich eventuell etwas aufeinander zubewegen müssen. Vielleicht können Sie Ihr Frühstück etwas nach hinten schieben, um ein gemeinsames Abendessen zu ermöglichen. Wenn einer von Ihnen oder sogar Sie beide arbeiten gehen, können Sie sich vielleicht zu einem frühen Abendessen treffen und danach weiterackern. Oder Sie machen es umgekehrt und frühstücken gemütlich zusammen, im Wissen, dass Ihr Abendessen zu früh stattfinden wird, um es am Abend gemeinsam zu genießen.

Natürlich können Sie versuchen, Ihren Liebsten oder Ihre Liebste zu überzeugen, bei der Buddha-Diät mitzumachen. Wir empfehlen aber ein äußerst sensibles Vorgehen. Es überrascht nicht, dass »das Gewicht betreffende oder andere mit dem Gewicht zusammenhängende Kommentare« extrem kontraproduktiv sind. In Studien zeigte sich, dass selbst die »Ermunterung« zum Durchführen einer Diät durch den Lebensgefährten als »grundsätzlich kritisierend und negativ« wahrgenommen wird und mit der Entwicklung schwerer Essstörungen verbunden ist. Dieser Effekt scheint besonders groß zu sein, wenn Männer Frauen dieses Feedback geben – doch als besonders hilfreich empfindet es niemand.

Also noch einmal: Die beste Methode, den Lebensgefährten mit ins Boot zu holen, ist, mit gutem Beispiel voranzugehen. Buddhisten ziehen die langfristige Betrachtung vor und lehnen es ab, zu bekehren. Buddha selbst war der Ansicht, wir hätten alle Zeit der Welt – wenn wir die Erleuchtung nicht in diesem Leben erlangen, dann eben im nächsten. Gleichzeitig predigte er, jedes Leben sei einzigartig und sollte bestmöglich ausgeschöpft werden. Was auch immer Sie tun, hadern Sie nicht mit dem Essen. Erinnern Sie sich an die Studie über den Appetit und zwischenmenschlichen Stress? Auch unglücklich verheiratete Menschen haben einen höheren Hungerhormonspiegel.

Wenn Ihr Partner erst einmal merkt, wie gut Sie aussehen und wie gut Sie sich fühlen, wird er schon seine eigenen Konsequenzen daraus ziehen. Machen Sie sich auch klar, dass zwar nicht jeder mit seinem Körpergewicht unzufrieden ist, viele aber gerne anders essen würden, als sie es tun. Ihr Partner wird bestimmt erkennen, dass die einfachen Regeln des Buddha dazu führen, weniger Junkfood zu essen, weniger Alkohol zu trinken und besser zu schlafen. Aber ob er diese Diät jetzt ausprobiert oder nicht, er wird schon bald einen gesünderen und glücklicheren Partner haben – Sie.

Kapitel 15: Buddha bei der Arbeit

Die Arbeit ist ein weiteres Hindernis, das sich vielen in den Weg stellt, die die Buddha-Diät durchführen. Simpel erklärt ist das mit einer einfachen Rechenaufgabe: Wenn Ihr Ess-Zeitfenster neun Stunden am Tag geöffnet ist und Sie alleine schon acht Stunden täglich bei der Arbeit verbringen, dann kommen Sie kaum drumherum, einen Teil Ihrer Mahlzeiten bei der Arbeit einzunehmen. Damit meinen wir jede Art von Arbeit. Sollten Sie als Elternteil bei den Kindern zu Hause sein, beträgt Ihr Arbeitstag weit mehr als neun Stunden und Sie könnten sogar noch mehr gefährdet sein, schlechte Essentscheidungen zu treffen. Wenn Sie im Schichtdienst zu den unmöglichsten Zeiten arbeiten, haben Sie noch andere spezielle Herausforderungen zu meistern.

Bei der Arbeit – egal welcher – gesund zu essen, ist nicht leicht. In einer Studie heißt es: »Neueste Umfragen zeigen, das ein Drittel aller Angestellten von seinen Geschäftsführern dazu genötigt werden, die Mittagspause durchzuarbeiten, und ein weiteres Drittel das Mittagessen am Schreibtisch einnehmen muss.« Die Hälfte aller befragten Angestellten sagte aus, zu beschäftigt für eine richtige Pause am Mittag zu sein. Für Elternteile, die zu Hause die Kinder betreuen, trifft das umso mehr zu. Ihr Zeitplan richtet sich nach den Kindern – und die sind nicht gerade als kulante Chefs bekannt.

Ein Problem bringt das Essen am Schreibtisch oder beim gleichzeitigen Bändigen der Kinder mit sich: Sie essen vermutlich achtlos. Im Büro sind Sie dabei am Computer oder am Telefon und müssen mit mehreren Dingen parallel jonglieren. Zu Hause schieben Sie sich vielleicht zwischen Kinderarzt, Spielplatz, ein paar Besorgungen und einem Nickerchen (voraussichtlich nicht für Sie) etwas zwischen die Zähne. Den Problemen von Multitasking und seiner Wirkung auf unser Essverhalten haben wir bereits ein ganzes Kapitel gewidmet. Wir treffen einfach keine vernünftigen Entscheidungen das Essen betreffend, wenn wir ihm keine Aufmerksamkeit schenken. Und wir finden kein Ende, wenn wir im Autopilotmodus essen. Die Wahrscheinlichkeit für ein gesundes Mittagessen ist sehr viel größer, wenn Sie es etwas in den Mittelpunkt rücken.

Eine richtige Mittagspause bewirkt sehr viel mehr, als Ihnen zu besserem Essen zu verhelfen. So, wie unser Stoffwechsel eine Nahrungspause braucht, so braucht unser Gehirn auch eine Pause vom Denken. Wir haben diese Zeit nötig, um uns vom Arbeitsstress zu erholen – am Ende des Tages, aber möglichst auch mittendrin. Manche Wissenschaftler sind der Ansicht, diese fehlende Erholungszeit sei gesundheitsschädlicher als der Arbeitsstress an sich.

In einer Studie an einer großen nordamerikanischen Universität mit 103 Verwaltungsangestellten konnte nachgewiesen werden, dass diejenigen, sie sich in der Mittagszeit erholten, am Ende des Tages seltener von Müdigkeit geplagt wurden. Interessanterweise war es nicht nur das Durcharbeiten, was die Angestellten erschöpfte – auch der Umgang mit anderen hatte einen ähnlichen Effekt. Manchmal brauchen wir nicht nur eine Pause von der Arbeit, sondern auch von den Kollegen.

Wenn Sie zu Hause und für die Kinderbetreuung zuständig sind, dann ist spätestens jetzt der Zeitpunkt gekommen, an dem Sie mit dem Wissen, dass eine mittägliche Erholungspause ein unmögliches Unterfangen ist, entgeistert den Kopf schütteln. Die einzige Pause, die Ihnen Ihre Mini-»Kollegen« vielleicht mal gönnen, ist wahrscheinlich dann, wenn Sie kurz auf die Toilette müssen. Doch es gibt gute Gründe für Sie, alles daranzusetzen, sich mal ein paar Minuten für ein echtes, gesundes Mittagessen freizuschaufeln. Eine Studie mit frischgebackenen Eltern aus dem Jahr 2011 stellte fest, dass junge Mütter sowohl mehr zuckerhaltige Getränke als auch mehr gesättigte Fettsäuren (und weniger Gemüse) zu sich nahmen als Nichtmütter. Das scheint nicht überraschend zu sein – immerhin ist es nicht leicht, für sich selbst zu sorgen, wenn man so sehr damit beschäftigt ist, für die Kinder zu sorgen. Doch es gibt andere Wege, sich während des Tages selbst zu helfen, ohne dass die Kinder Ihre Gesundheit sabotieren können. Dazu gehört, während des Mittagsschlafs der Kinder zu essen: So können Sie Ihrem Essen mindestens 15 Minuten Ihrer Aufmerksamkeit widmen. Sind Sie dann ausgerechnet nicht hungrig (oder die Zeiten des Mittagsschlafs sind schon vorbei), nutzen Sie abends ein paar Minuten dafür, sich Gedanken zu machen, was Sie für den nächsten hektischen Tag vorbereiten oder einpacken können. Was immer Sie tun können, wenn Sie ein bisschen Zeit erübrigen können, wird Sie vor schlechten Entscheidungen in stressigen, arbeitsreichen und erschöpften Situationen bewahren.

Egal, welchen Job Sie machen: Die wichtige Erkenntnis ist, herauszufinden, wann Sie am anfälligsten sind. Sie haben vielleicht schon festgestellt, dass Sie in diesen Hochrisikozeiten besonders aufmerksam sein müssen. Bei der Arbeit sind wir immer in Gefahr für schlechte Entscheidungen, weil wir gestresst, in Zeitnot und überfordert sind, oder einfach, weil uns die Aufmerksamkeit fehlt; egal, ob Sie Ihre Zeit widerwillig mit den Kindern im Vergnügungspark verbringen oder wegen einer Deadline an den Schreibtisch gefesselt sind.

Für Bürojobs sind die Beweise zahlreich, dass Achtsamkeit, die Sie der Arbeit widmen, sowohl der Firma als auch Ihnen selbst zugutekommt. Einige Studien zeigen, dass Achtsamkeit die Produktivität der Angestellten verbessern und die Mitarbeiter-Fluktuation reduzieren kann. Auch die Kreativität scheint sich zu steigern. Sich tagsüber etwas Zeit zu nehmen, um wieder aufzuladen und sich zu fokussieren, ist langfristig hilfreich für Ihre Arbeit. (Und wenn Sie zu Hause die Kinder betreuen, werden Sie ruhiger, aufmerksamer und nicht mehr so schnell ausrasten.)

Essen Sie im Büro, dann versuchen Sie, das fernab vom Schreibtisch und ohne das Telefon in Reichweite zu tun. Versuchen Sie, eine echte Pause einzulegen. Das hat nichts mit Bummelei am Arbeitsplatz zu tun, sondern Sie werden – wie bewiesen – produktiver und weniger gestresst sein, wenn Sie an den Schreibtisch zurückkehren. Ziehen Sie auch eine Frühstückspause in Betracht, und sei es nur eine Viertelstunde. Und bringen Sie Ihr Frühstück entweder mit oder finden Sie ein Café, in dem Sie etwas Vollwertiges bekommen. Tun Sie dann nichts anderes, als zu essen.

Wenn irgendwie möglich, schaufeln Sie sich die Zeit für eine längere Mittagspause frei. Natürlich können Sie, wenn Sie möchten, mit den Kollegen zusammen essen, aber beobachten Sie sich, ob das für Sie eher stressig oder entspannend ist. (Wir haben uns selbst schon hin und wieder dabei erwischt, am Schreibtisch zu essen, nur um den Small Talk mit den Kollegen zu vermeiden.) Wenn Sie mit den Kindern essen, ist es vermutlich stressig und entspannend zugleich. Versuchen Sie auch, hin und wieder einen Mittagsspaziergang zu machen. In einer australischen Studie konnte man feststellen, dass ein kurzer Spaziergang in der Mittagspause sowohl Arbeitseifer als auch Entspannung förderte und Nervosität und allgemeinen Stress reduzierte. Es ist eine ebenso einfache Maßnahme, wie einen etwas vom Arbeitsplatz entfernten Ort zum Essen zu finden. Schon der Weg in den Eingangsbereich oder einmal um den Block kann ausreichend sein. Am besten ist natürlich, wenn Sie einen Park oder einen Wald aufsuchen können – leider ist das für die meisten Stadtmenschen nicht möglich.

Was tun Sie, wenn Ihr Job von Ihnen verlangt, abends Geschäftsessen mit Kunden, Mitarbeitern und Kollegen abzuhalten? Wenn es nur um einen Absacker nach der Arbeit geht, dann probieren Sie es gemäß dem alten Abstinenzler-Trick mit Mineralwasser mit einem Schuss Zitrone – ein Null-Kalorien-Drink, der ziemlich so aussieht wie Gin Tonic. Doch wenn Sie wirklich um das Essen nicht herumkommen, dann gibt es ein paar Optionen. Geht es nur um gelegentliche Termine, können Sie Ihre Cheat Days dafür investieren und versuchen, sie nicht öfter als einmal in der Woche auftreten zu lassen.

Wenn diese abendlichen Essenstermine aber häufiger stattfinden, dann müssen Sie vermutlich Ihr Zeitfenster nach hinten verschieben. Ist Ihre Essenszeit wirklich nicht bis acht Uhr abends beendet, dann darf sie auch nicht vor elf Uhr morgens beginnen. Das ist kein idealer Zeitplan – Sie könnten schwer damit zurechtkommen, den Morgen nur mit schwarzem Kaffee oder Tee überstehen zu müssen, und das späte Essen ist vermutlich für Ihren Körper nicht so gesund wie ein natürlicher Rhythmus, der sich nach der Sonne richtet. Doch nichts ist schlimmer, als rund um die Uhr zu essen, also lassen Sie sich unter keinen Umständen von den Anforderungen, den Ihr Job an Sie stellt, von der Buddha-Ernährung abhalten. Keine Diät funktioniert, wenn Sie nicht umsetzbar ist. Finden Sie Ihr passendes Zeitfenster und bleiben Sie dabei.

Zu Hause zu arbeiten – ob Kinderbetreuung oder anderes – hat seine ganz eigenen Tücken. Sie sind nicht nur ständig in Bereitschaft, sondern durch die Nähe zur eigenen Küche auch immerzu in Versuchung. Diszipliniert zu sein und ein gutes Essverhalten an den Tag zu legen, wenn Sie nicht den typischen Bürozeiten unterliegen, kann problematisch sein. Hier sind besondere Wachsamkeit und Planung gefragt, aber es ist machbar.

Schichtarbeit, weit außerhalb der normalen Arbeitszeiten bei Tageslicht, machen das gesunde Essen (und Schlafen) noch schwieriger. Viele Studien sehen einen Zusammenhang von Schichtarbeit und Adipositas sowie anderen Stoffwechselstörungen, wie auch eine höhere Stressbelastung und schlechteren Schlaf, der wiederum auch zur Gewichtszunahme beiträgt. Schichtarbeiter tendieren zu schlechterer Ernährung und dazu, im Laufe der Zeit zuzunehmen.

Es ist natürlich äußerst kompliziert, die täglichen Essenszeiten auf neun Stunden zu limitieren, wenn Sie ausschließlich nachts arbeiten – wahrscheinlich ist es fast unmöglich. Wie schon in Kapitel 4, »Die Buddha-Diät« (S. 34) erwähnt, können Schichtarbeiter versuchen, das Beste aus der schlechten Situation herauszuholen. Noch einmal: Die schlimmste Ernährungsform ist das Essen rund um die Uhr – und auch, wenn das Essen bei Nacht nicht ideal ist, so könnte das Zeitfenster doch eine kleine Verbesserung sein.

Eine andere Situation, zu der unsere Essenszeiten aus dem Takt geraten können, ist bei einem Jetlag. Wenn Sie jobbedingt viele Flugreisen machen müssen, dann jonglieren Sie mit der Buddha-Diät durch verschiedene Zeitzonen. Die beste Methode ist, die Essenszeiten so schnell wie möglich an die »neue« Zeit anzupassen. Wenn möglich, essen Sie weder kurz vor dem Flug noch direkt nach der Ankunft an Ihrem Ziel. Essen Sie dann eine ausgiebige Mahlzeit zur entsprechenden Uhrzeit in der neuen Zeitzone und bleiben Sie auch mit Ihrem Buddha-Diät-Zeitplan in der lokalen Zeitrechnung.

Glücklicherweise gibt es einige Erkenntnisse, die Ihnen bei der schnelleren Anpassung behilflich sein können. Die Hauptsymptome eines Jetlags – Schläfrigkeit und Wachheit zur falschen Zeit – entstehen, weil unser Körper versucht, unsere innere Uhr an den erwarteten Hell-Dunkel-Rhythmus anzupassen. Es sieht aber so aus, dass ein Nahrungsangebot während des »Tages« unseren Körper natürlicherweise bei Nacht wachhalten wird. Wenn Sie also um drei Uhr morgens aufwachen, bestellen Sie weder den Zimmerservice noch plündern Sie die Minibar. Beschränken Sie sich darauf, nur zur lokalen Tageszeit zu essen, dann unterstützen Sie Ihre innere Uhr dabei, sich schneller umzustellen.

Nebenbei bemerkt: Bei vielen Menschen kommt es jedes Wochenende zu einem Mini-Jetlag, weil sie länger schlafen als an Wochentagen. In einer Umfrage erlebte ein Drittel aller befragten Erwachsenen jedes Wochenende zwei Stunden eines solchen sozialen Jetlags und zwei Drittel der Befragten eine Stunde, was zu Entstehung von Adipositas beitrug. In einer anderen Studie war das Ausschlafen am Wochenende nicht nur mit einer höheren Insulinresistenz und einem höheren BMI verknüpft, sondern auch mit einem reduzierten Spiegel an »gutem« Cholesterin. Also Vorsicht vor faulen Sonntagen! Wie auch immer Ihre Arbeitszeiten aussehen – bleiben Sie auch an Ihren freien Tagen bei Ihrem Rhythmus und versuchen Sie, an Ihren Arbeitstagen genug Schlaf zu bekommen, sodass Sie nicht an Ihren freien Tagen Schlaf nachholen müssen.

Wie wir in diesem Buch später noch ausführen werden, war für Buddha der »rechte Lebensunterhalt« eine der acht essenziellen Komponenten auf dem Weg zur Erleuchtung. Die Arbeit ist für die meisten Erwachsenen ein wesentlicher Teil des Lebens. Ob außer Haus oder zu Hause, ob Nine-to-five oder zu unmöglichen Zeiten: Sich an die Buddha-Diät zu halten, ist für Ihren Erfolg entscheidend.

Es geht immer darum, den Fokus auf das Essen zu richten und ihm die Aufmerksamkeit und Zeit zu widmen, die es verdient. Ihre Arbeit ist aus vielerlei Gründen sehr wichtig. Doch wie wertvoll auch immer sie ist, das Essen darf dabei nicht ins Hintertreffen geraten. Nehmen Sie sich die Zeit, um es in den Mittelpunkt zu rücken, und sei es nur kurz.

Kapitel 16: Auf die Hüften oder in die Tonne?

Den meisten von uns wurde als Kind eingebläut, immer brav den Teller leer zu essen. Manchmal war das mit einem Dessert verknüpft (»Solange du dein Mittagessen nicht aufgegessen hast, gibt es keinen Kuchen.«) Manchmal war es damit verbunden, zu schnell wiederkehrendem Hunger vorzubeugen (»Wenn du das nicht aufisst, bist du nachher hungrig.«) Manchmal war es mit Geld verbunden (»Du hast dir dieses teure Gericht auf der Speisekarte ausgesucht, jetzt musst du es auch aufessen.«) Und manchmal hatte es etwas mit Verschwendung zu tun und vielleicht auch etwas mit Schuld (»Arme Kinder in anderen Ländern haben nicht genug zu essen und hier werfen wir es weg.«)

Niemand wirft gern Lebensmittel weg. Und doch tun wir es. Und zwar sehr viel. Schätzungsweise werden in Nordamerika 42 Prozent aller Nahrungsmittel weggeworfen, was 1520 Kilokalorien pro Person und Tag entspricht. Das heißt, täglich verschwendet jeder Nordamerikaner fast so viel Essen, wie man bräuchte, um eine *andere* Person zu sättigen. Auch in Deutschland und den meisten Ländern Europas ist die Lebensmittelverschwendung enorm. All diese Verschwendung vergrößert unsere Müllberge und erhöht den Ausstoß von Methan, einem starken Treibhausgas, das zum Klimawandel beiträgt. Und es führt zu einer immensen Verschwendung von Wasser, Düngemitteln und Ackerland.

Wir sind zwar in vielerlei Hinsicht verantwortungsvoller in Bezug auf unser Essen geworden: Wir sorgen uns um Lebensmittelsicherheit, kaufen und essen mehr ökologisch, lokal und aus artgerechter Tierhaltung. Und doch werfen wir so viel unseres Wohlfühlessens in die Tonne. Auch, wenn ein Teil der Verschwendung schon während Produktion, Verpackung und Transport – bevor die Lebensmittel überhaupt in unserem Einkaufswagen landen – geschieht, sind es doch noch 60 Prozent nach dem Kauf.

Wie eingangs angedeutet, sind auch Sie vielleicht mit der Mahnung aufgewachsen, kein Essen zu verschwenden. In einer 2003 durchgeführten Befragung an 122 erwachsenen Amerikanern berichteten mehr als 80 Prozent von ihnen, als Kind bei jeder Mahlzeit zum Leeressen des Tellers aufgefordert worden zu sein. Je nachdem, wo und wann Sie aufgewachsen sind, haben Sie, Ihre Eltern oder Ihre Großeltern womöglich in Kriegszeiten echten Nahrungsmangel erlebt, in denen das Wegwerfen von Lebensmitteln als ein Affront gegen das Heimatland galt. Wenn Sie sich in die Zeit Ihrer Ururgroßeltern zurückbeamen könnten, um ihnen zu berichten, dass das heutige Überangebot an Nahrung Adipositas zu einer Epidemie gemacht hat und Lebensmittel regelmäßig weggeworfen werden, würden diese Sie bestimmt ungläubig und entsetzt ansehen.

Doch so ist es. Der erste Schritt hin zu weniger Verschwendung und dazu, nur noch das zu essen, was Sie wirklich brauchen, gelingt Ihnen über einen neuen Denkansatz. Anfangs werden Sie Lebensmittel wegwerfen müssen, um später mit der Verschwendung *aufhören* zu können. Sie werden gleich erfahren, warum.

Dieser Prozess wird nicht einfach sein. Machen Sie sich bewusst, dass Sie sich wahrscheinlich davon verabschieden müssen, was man Ihnen über viele Jahre in Bezug auf das Verschwenden von Nahrung eingetrichtert hat. Deshalb unsere Bitte: Prüfen Sie gewissenhaft bei jeder Ihrer Mahlzeiten – immer in dem Moment, in dem Sie satt sind und das Gefühl haben, genug gegessen zu haben –, ob die Reste besser in der Tonne oder in Ihrem Körper aufgehoben sind. Sie haben, anders gesagt, eine Wahl zu treffen: Wollen Sie die Mülltonne *nutzen* oder selbst eine Mülltonne *sein?*

Es ist anzunehmen, dass sie reflexartig der Gedanke überkommt, dieses Essen, das Sie ohne Hunger essen, sei besser für den Körper als für die Müllkippe, weil es noch Nährstoffe und Energie liefert. Aber vergessen Sie nicht, dass Sie satt sind. Und es ist mehr als wahrscheinlich, dass Sie im Anschluss nicht etwa planen, in eine dunkle Höhle zu krabbeln, um dort in Winterschlaf zu fallen. Sie werden ein paar Stunden später *wieder* essen. Sie haben dieses Essen nicht nur gar nicht nötig, Sie fühlen sich vielleicht sogar noch schlecht, sobald Sie alles restlos verputzt haben. Und das, was Sie sich reingezwungen haben, hat vielleicht noch nicht einmal einen echten Nährwert.

Also noch einmal: Wollen Sie wirklich eine Mülltonne sein?

Eine Mülltonne zu sein bedeutet, mehr zu essen, als Sie wollen. Und das bedeutet Extra-Kalorien, Extra-Gewicht und nicht unwahrscheinlich auch noch die mit Übergewicht verbundenen Extra-Gesundheitsprobleme. Es bedeutet auch, die Sättigungssignale zu ignorieren, die Ihr Gehirn aussendet. Ihr Körper sagt Ihnen: »Bitte iss das nicht.« Doch Sie ignorieren ihn, ja, Sie sagen ihm: »Ich weiß, dass du willst, dass ich nicht noch mehr esse. Aber leider kann ich es nicht ertragen, es wegzuwerfen.«

Was wäre, wenn Sie die richtige Mülltonne wählen würden, die echte Mülltonne? Oder besser noch den Komposteimer, wodurch die Reste letztlich auch wieder die Erde nähren? Verschwenden Sie Lebensmittel? Absolut. Aber Sie helfen auch niemandem, wenn Sie sie essen. Sind Sie sich sicher, dass Sie die Reste am nächsten Tag oder bei Ihrer nächsten Mahlzeit essen werden, dann heben Sie sie auf jeden Fall auf. Wenn Sie im Restaurant essen, lassen Sie sich die Reste einpacken. Aber vergessen Sie sie nicht. Manchmal finden sich diese mysteriösen Boxen eine Woche später in den Tiefen des Kühlschranks wieder, und dann wirft man nicht nur das Essen, sondern auch Extra-Verpackung weg. Sie kennen sich selbst am besten. Seien Sie also ehrlich. Wollen Sie es wirklich später essen? Nein? Dann ab in den Kompost.

Uns zum Leeressen des Tellers zu zwingen, bedeutet auch, dass wir jemand anderem die Kontrolle darüber überlassen, wie viel wir essen. Das könnte der Restaurantkoch sein, der Verpacker der Lebensmittel oder auch ein Partner oder Freund, wenn Sie in der glücklichen Lage sind, jemanden zu haben, der für Sie kocht – doch es sind nicht Sie selbst oder Ihr Körper. Denken Sie an das letzte Mal, als Sie beim Italiener waren. Wie es fast jeder tut, haben auch Sie vermutlich Ihren Teller Penne oder Ravioli leer gegessen. Wie hoch ist die Wahrscheinlichkeit, dass der Koch ganz genau wusste, welche Menge Sie essen wollten und Ihnen ganz genau diese Menge auch serviert hat? Sie liegt bei nahezu null. Vielleicht waren Sie in einem traditionellen Lokal, wo die Teller wie bei der italienischen Mama vollgeladen werden – oder war es eher ein angesagter kleiner Italiener, bei dem die Mini-Portionen wie Kunstwerke arrangiert sind? Egal was, die Portionen hatten wahrscheinlich wenig mit dem zu tun, was Sie brauchten, geschweige denn was Sie wollten.

Meistens wissen wir noch nicht einmal, wie viel wir essen. Viele Studien haben gezeigt, wie anfällig wir gegenüber visuellen Schlüsselreizen bezogen auf die Nahrungsmenge sind. In einer Untersuchung luden sich die Gäste am All-you-can-eat-Buffet eines chinesischen Restaurants mit einem großen Teller mit 25 cm Durchmesser 50 Prozent mehr auf als die Gäste, die einen kleinen, 20 cm großen Teller gewählt hatten. Doch sie nahmen sich nicht nur mehr und aßen mehr – sie ließen auch 135 Prozent mehr Reste zurück. Dieselben Forscher führten eine weitere Studie durch, in der die Gäste nach dem Zufallsprinzip an zwei Buffets verteilt wurden – eines mit 23 cm und eines mit 28 cm großen Tellern. Man sagte ihnen, die Zeit reiche nur aus, die Teller einmal vollzuladen. In diesem Fall nahmen sich die Gäste mit den größeren Tellern 90 Prozent mehr.

Solche Tendenzen sind tief verwurzelt. Die meisten dieser Studienteilnehmer bestritten vehement den Einfluss von Faktoren wie der Tellergröße auf die gegessene Menge. Die gute Nachricht dabei ist, dass die meisten, die sich kleinere Teller nehmen, auch weniger essen und wegwerfen und sich dessen noch nicht einmal bewusst sind. Die beste Vorbeugung vor Lebensmittelverschwendung ist, sich weniger zu nehmen – und eine Möglichkeit, sich weniger zu nehmen, ist, einen kleineren Teller zu wählen. Das ist nicht immer einfach umzusetzen. Zwei Wissenschaftler fanden anhand von altem Geschirr, das über die Internetseite eBay angeboten wurde, heraus, dass amerikanische Teller seit dem Jahr 1900 um 23 Prozent größer geworden sind. Die Untersuchung von Gemälden des Letzten Abendmahls brachten ans Licht, dass dieser Trend mindestens 1 000 Jahre zurückreicht, wobei die Tellergröße seit dem Jahr 1000 um 69 Prozent angestiegen ist. Benutzen Sie kleine Teller, dann widersetzen Sie sich diesem Trend.

Wenn Sie Kinder haben, dann müssen Sie noch ein paar andere Dinge mit Vorsicht betrachten. Zuerst: Kinder sind für diese äußeren Schlüsselreize sehr viel anfälliger als Erwachsene – je größer die Schüssel oder der Teller ist, desto mehr nehmen sie sich. Das kann manchmal gut sein – wir wollen ja, dass unsere Kinder essen – aber es kann auch zu mehr Abfall führen. Für Sie als Eltern ist wichtig, nicht auch noch damit anzufangen, deren Reste aufzuessen. Es ist einfach zu verlockend, wenn es dann ans Spülen geht, die paar übrig gebliebenen Happen aufzufuttern, statt das mit viel Liebe gekochte Essen »wegzuwerfen« – selbst dann, wenn Sie selbst schon bis obenhin voll sind. Das muss aufhören. Machen Sie sich keine Vorwürfe, weil Sie denken, den Teller leer essen zu müssen. Und denken Sie nicht mal daran, auch noch den von anderen leer zu machen.

Noch etwas, über das wir uns in Bezug auf Kinder im Klaren sein müssen: Wir sind für sie immer ein Vorbild. Können Sie sich an das Sättigungssignal erinnern, das uns sagt, wann wir genug gegessen haben? Auch Kinder haben es – sogar Säuglinge. Sie dazu zu ermutigen weiterzuessen (auch mit Belohnungen wie Desserts oder mit kleinen Bestrafungen) könnte sie dazu bringen, das Sättigungsgefühl komplett zu ignorieren und zu verlieren. Kinder unter Druck zu setzen, den Teller leer zu essen, wird sicher zu mehr Verschwendung und mehr Körpergewicht im späteren Leben führen.

Für Alleinstehende gibt es wieder andere Stolpersteine. Eine britische Studie konnte zeigen, dass Vierpersonenhaushalte weniger als die Hälfte pro Person an Lebensmitteln wegwarfen als Singlehaushalte. Vielleicht hätten Sie das Gegenteil erwartet, und zwar, dass Familien mit Kindern tonnenweise Essen wegwerfen. Doch der Grund ist wahrscheinlich der, dass das Kochen für eine Person seine Tücken hat und unverarbeitete Lebensmittel oft nur in größeren Mengen verkauft werden.

Niemand möchte Lebensmittel wegwerfen. Das meiste an unserem Wunsch, kein Essen wegzuwerfen, ist gut gemeint. Wenn Sie erst mal Ihre Tendenz in den Griff bekommen haben, viel zu viel zu essen, dann bekommen Sie ein besseres Gefühl dafür, wie viel Sie wegwerfen, und daraufhin auch, welche Mengen Sie einkaufen müssen. Das alles führt zu weniger Verschwendung *ohne* ständiges Überfuttern.

Bis es so weit ist, ist es in Ordnung, wenn Sie Lebensmittel wegwerfen müssen. Lernen Sie dadurch. Und kaufen Sie beim nächsten Mal weniger ein. Servieren Sie weniger. Bestellen Sie weniger. Auf eine gewisse Weise ist das die Rückkehr zu den guten alten Werten vom Essen und Verschwenden. Bevor die Zeiten der billigen Lebensmittel anbrachen, warfen die Menschen weniger weg, weil sie weniger zum Wegwerfen hatten. Ein Plakat aus dem Zweiten Weltkrieg ruft inständig dazu auf: »Ein reiner Teller bedeutet ein reines Gewissen. Nehmen Sie sich nicht mehr, als Sie essen können.«

Der Ort, an dem Sie am offensichtlichsten ins Schleudern geraten könnten, ist der Supermarkt. Diese Läden entwickelten sich mit der Zeit. Über Generationen hinweg mussten die Menschen ihre Lebensmittel an verschiedenen Orten kaufen. Für ihr Fleisch gingen sie zum Schlachter, für ihr Brot zum Bäcker. Normalerweise taten sie das täglich und kauften gerade so viel, dass es für die nächsten paar Mahlzeiten reichte. Heute wollen wir alles in einem haben, denn wir haben viel zu tun. Der Trend geht zu riesigen Multi-Supermärkten, in denen wir alles von Gemüse bis zum Flachbildfernseher bekommen – und für beides gilt: je größer, desto besser. Zum Großeinkauf wird man auch schon in ganz normalen Supermärkten animiert. Da brauchen Sie schon eine mentale Generalüberholung, um den ständigen Aufrufen »Nimm zwei, zahl eins« zu widerstehen, die heute so omnipräsent sind. Brauchen Sie denn auch zwei? Wenn Sie eins davon wegwerfen, dann ist die Tatsache, dass es nichts gekostet hat, nichts, worüber man sich freuen kann.

Wenn Sie Lebensmittel kaufen, dann sollten Sie sich auch über Ihre Absichten sicher sein. Es könnten gute Absichten sein (»Diese Woche werde ich jeden Abend kochen!«), doch zur Wochenmitte hin stellen Sie fest, dass all der Optimismus, der hinter dem Dreierpack Romanasalat stand, von der Arbeit im Job, in der Schule oder einfach nur dem Leben an sich zunichte gemacht wurde. Sie sind sich nicht sicher, ob der Salat eine Woche später noch in Ordnung ist. Und noch ein paar

Tage später sind Sie sicher, dass er es nicht mehr ist. Also ab in den Müll damit. Seien Sie mit Ihren Kochplänen realistisch, nicht ehrgeizig. Vielleicht gehen Sie öfter einkaufen und nehmen jedes Mal nicht so viel mit. Sie haben vermutlich ein sehr gutes Gespür dafür, was Sie heute kochen könnten und noch ein recht gutes für den nächsten Tag. Doch alles, was danach kommt, ist ungewiss. Ein zusätzlicher Ausflug in den Laden ist wahrscheinlich weniger verschwenderisch als der Wert der Lebensmittel von ein oder zwei weggeworfenen Mahlzeiten.

Wenn Sie sich auf weniger Einkaufen einpendeln, werden Sie auch weniger wegwerfen. Am Anfang werden Sie vielleicht zu oft zum Einkaufen gehen, solange Sie noch herausfinden müssen, wie viel Sie wirklich essen. Doch Sie werden schnell ein gesundes Mittelmaß finden. Sie werden weniger essen und Sie werden weniger wegwerfen.

Auch in Restaurants müssen Sie sich neu justieren. Heute ist es üblich, dass der Kellner nach Vorspeisen fragt und einen Korb mit Brot auf den Tisch stellt. Bevor wir uns entschieden haben, was wir essen möchten, essen wir bereits – vielleicht schon zu viel. Und solange Sie keine Reste mögen, sind die Portionen oft zu groß. Es ist auch möglich, nur eine Vorspeise zu bestellen und nur diese zu essen. Häufig sind sie genauso sättigend wie der Hauptgang. Oder machen Sie es wie die Spanier und essen Sie kleinere tapasähnliche Gerichte. Oder teilen Sie sich ein Hauptgericht zu zweit.

Das wichtigste: Denken Sie immer daran, dass zu viel zu essen nur eine andere Spielart der Lebensmittelverschwendung ist. Ja, auf unserer Welt leiden Hunderte Millionen Menschen unter Unter- und Fehlernährung. Doch wenn Sie zu viel essen, wird es diese Menschen nicht satt machen. Dieses überflüssige Essen war schon verschwendet, als Sie zu viel gekauft, gekocht oder serviert haben. Sich selbst zu zwingen, es zu essen, packt das Problem viel zu spät an. Zu viel zu essen löst das Verschwendungsproblem nicht. Und es schafft Ihnen und Ihrer Familie neue potenzielle Gesundheitsprobleme, die am Ende zu anderen Arten von Verschwendung führen – verschwendeter Zeit, verschwendetem Geld und sogar verschwendetem Leben.

Kapitel 17: Hunger oder Gewohnheit?

Viele von uns haben eine sehr niedrige Hunger-Toleranz. Wir tendieren dazu, das Essen als etwas zu sehen, was wir tun *müssen*, nicht was wir tun *möchten* – eher wie atmen als, sagen wir, einkaufen. Und ja, natürlich müssen wir essen, um zu überleben. Aber diesen Aspekt bewerten wir gerne etwas über, indem wir jede Art von Essen in die Kategorie »Brauchen« einsortieren. Wir bauschen unseren Hunger übertrieben auf, obwohl wir eigentlich nur ein klein wenig hungrig sind. Wie oft haben Sie schon behauptet zu »verhungern«, obwohl die letzte Mahlzeit gerade mal ein paar Stunden her war? Oder wie oft haben Sie schon jemanden sagen hören, er sei fast umgekippt, weil die Bedienung so langsam war oder das Essen aus anderen Gründen etwas später kam? Wenn wir alle Nahrung wirklich so verzweifelt nötig hätten, müssten die Straßen dann nicht voller herumliegender, besinnungsloser, ausgemergelter Körper sein?

Die Wahrheit ist, dass wir oft noch nicht einmal dann hungrig sind, wenn wir essen. Wir essen eher aus Gewohnheit als aus Hunger. Und dann, wenn wir tatsächlich hungrig *sind*, essen wir gewöhnlich mehr, als wir sollten – weil es uns schmeckt, weil wir die großen Portionen gewöhnt sind oder einfach nur, weil es da ist.

Vielleicht fürchten Sie den Hunger bei der Buddha-Diät. Am Anfang wird es tatsächlich vorkommen, dass Sie gelegentlich ein nagendes Hungergefühl überkommt. Das ist recht wahrscheinlich, denn Sie sind es gewöhnt, am späteren Abend zu essen, und haben Ihre Essgewohnheiten tagsüber noch nicht angeglichen, um das zu kompensieren. Und obwohl die Behauptung unglaubwürdig klingt, wir wüssten nicht, wann wir hungrig sind, verwechseln wir Hunger doch oft mit etwas anderem. Die meiste Zeit essen wir, weil wir *glauben*, Hunger zu haben, obwohl wir eigentlich nach Ablenkung suchen – von Stress, von Langeweile, von Traurigkeit. Wenn Sie also drauf und dran sind, außerhalb Ihres Zeitfensters zu essen, dann halten Sie kurz inne und registrieren Sie, wie Sie sich wirklich fühlen. Hier eine nützliche Daumenregel: Wenn Sie gelangweilt und hungrig, gestresst und hungrig oder traurig und hungrig sind, dann sind Sie vielleicht einfach nur gelangweilt, gestresst oder traurig. Den hungrigen Teil hinzuzufügen haben Sie sich selbst angewöhnt, weil Sie die Erfahrung gemacht haben, dass Essen eine wirkungsvolle Ablenkung ist. Aber es ist keine *gesunde* Ablenkung.

Hunger ist oft getarnte Gewohnheit. Ihre tägliche Routine hat sich über eine lange Zeit entwickelt, in der Sie Ihren Körper auf bestimmte Essenszeiten oder -situationen trainiert haben. So, wie auch die Pawlow'schen Hunde meinten Hunger zu haben, wenn Pawlow das Glöckchen bimmeln ließ, so fühlen Sie sich vielleicht hungrig, wenn Sie Ihre abendlichen Rituale durchführen, ob das jetzt das Nachhausekommen nach einem langen Arbeitstag ist oder das erschöpfte Niedersinken auf das Sofa, wenn die Kinder endlich im Bett sind. Die gute Nachricht ist, dass Sie ebenso trainieren können, sich nicht hungrig zu fühlen. Auch Pawlows Hunde könnten dazu trainiert werden, so gut wie nichts zu tun. Sie müssten nichts mehr fressen, wenn sie das Glöckchen hörten, genauso wie Sie nicht die Popcorntüte brauchen, um fernzusehen.

Gewohnheiten und Routinen sind machtvoll, aber sie können durchbrochen werden. Charles Duhigg, ein Reporter der New York Times, schreibt in seinem Buch »The Power of Habit« (»Die Macht der Gewohnheit: Warum wir tun, was wir tun«), dass sich Gewohnheiten in drei Schritten manifestieren und zusammen eine »Gewohnheitsschleife« bilden: Zunächst gibt es einen *Auslösereiz* – einen Auslöser, der das Gehirn auffordert, in einen automatischen Modus umzuschalten, und ihm sagt, welche Gewohnheiten es aktivieren soll. Nun greift die *Routine*, die körperlicher, mentaler oder emotionaler Natur sein kann. Am Schluss folgt eine *Belohnung*, die unserem Gehirn hilft zu entscheiden, ob es sich lohnt, sich diese konkrete Schleife für die Zukunft zu merken.

Gewohnheiten sind nichts grundsätzlich Falsches. Sie sparen uns eine Menge Zeit und Energie. Wenn Sie sich täglich immer wieder bewusst daran erinnern müssten, sich die Zähne zu putzen, würden Sie es vielleicht die Hälfte der Zeit vergessen – das wäre wohl für niemanden gut. Stattdessen gibt es einen Auslöser (zum Beispiel nach dem Aufstehen ins Badezimmer zu gehen) und eine Routine (das Zähneputzen selbst) und eine Belohnung (vielleicht das angenehm saubere Gefühl im Mund).

Beachten Sie, dass diese Zahnputz-Gewohnheitsschleife nichts in der Art von Vermeidung von Karies oder Erfrischung des Atems beinhaltet. Die Entwicklung von Karies braucht zu lange, als dass ihre Vermeidung als Belohnung taugen könnte – unser Gehirn benötigt ein Signal, das sofort wirkt, damit es sich festsetzen kann. Und die meisten können – glücklicherweise oder leider – ihren eigenen Mundgeruch nicht wahrnehmen. Obwohl diese Gewohnheitsschleifen mit einem größeren, hochtrabenderen Ziel beginnen, existieren sie doch unabhängig von diesen großen Plänen. Wenn jetzt eine neue Studie beweisen würde, dass Zähneputzen völlig unnötig ist, würden Sie vermutlich trotzdem am nächsten Morgen Ihre Zähne putzen. Wenn die Gewohnheit erst einmal Form angenommen hat, bekommt sie ein Eigenleben, unabhängig von der ursprünglichen Motivation.

Glücklicherweise zeigen Studien, dass gute Essgewohnheiten ebenso stark wie schlechte sein können, sodass diese Gewohnheitsschleifen zu Ihrem Vorteil arbeiten können. Der erste Schritt ist der, das Ursprungsziel zu ermitteln. Sagen wir zum Beispiel, Sie setzen sich am Ende des Tages mit einem Snack vor den Fernseher. Warum tun Sie das? Vielleicht versuchen Sie zu entspannen – aber es ist nichts wirklich Entspannendes an Salzbrezeln und Chips. Es gibt keinen triftigen Grund, diese schlechte Gewohnheit nicht durch etwas anderes zu ersetzen, so eine Art Neuverkabelung, sodass Sie dann das Fernsehen mit etwas Gesünderem verbinden können. Sie könnten sich zum Beispiel immer eine Tasse Tee kochen, die Sie mit zum Sofa nehmen. Oder Sie könnten das Fernsehen dazu nutzen, die frisch gewaschene Wäsche zusammenzufalten. Vielleicht nicht ganz so spaßig wie ein Becher Eis, aber viel produktiver und auch nicht dick machend.

Sie können auch einen neuen Auslöser schaffen. So könnten Sie zum Beispiel abends nach dem Abwasch ein bisschen Zeit mit dem Surfen im Internet, dem Blättern in einer Zeitschrift oder dem Lesen eines guten Buches verbringen. Der Auslöser ist das Erledigen des Abwasches, die Routine ist das Surfen im Internet oder das Lesen, und die Belohnung ist dasselbe Gefühl der Ruhe und Erholung nach einem arbeitsreichen Tag – nur ohne die Kalorien. Machen Sie das oft genug, dann machen Sie es irgendwann automatisch. Nach einer Weile werden Sie an Junkfood noch nicht einmal mehr denken.

Duhigg selbst nennt das Beispiel des Snackens bei der Arbeit. Was ist hier das Ziel? Wahrscheinlich nicht wirklich Hunger. Ist es einfach nur eine Art, die Langeweile zu durchbrechen? Falls ja, »können Sie ohne Weiteres eine andere Routine finden«, erklärt er, »einen kurzen Spaziergang oder sich selbst drei Minuten im Internet zuzugestehen«, was Ihnen »dieselbe Entspannung bietet, ohne sich auf den Hüften festzusetzen«. (Wir denken, was den Drei-Minuten-Part betrifft, macht er Scherze – aber versuchen Sie, es unter 30 Minuten zu halten.)

Bei allem ist der Schlüssel die Wiederholung

Niemand kann nach einem einzigen Versuch eine neue Gewohnheit einführen – auch nicht nach zwei oder drei. Wie Dr. John Arden in seinem Buch »Rewire your Brain« (auf Deutsch übersetzt in etwa: »Das Gehirn neu verdrahten«, Anm. d. Red.) beschreibt, brauchen Gewohnheiten zunächst wesentlich viel Aufmerksamkeit und Aufwand. Das bezieht das Gehirn in den Prozess mit ein. Nach einer Weile hat das Gehirn das Muster aber gelernt und organisiert sich neu, sodass dieses Verhalten immer mehr automatisch abläuft. Er beteuert, dass es durch die Praxis mühelos werde.

Wenn man alte Gewohnheiten durchbrechen möchte, ist es meistens sehr hilfreich, sich nach Möglichkeiten umzusehen, die Umgebung zu verändern, die mit diesen Gewohnheiten oder diesem Verhalten verbunden ist. Denn wenn Sie die üblichen Auslöser nicht mehr sehen, fallen Sie auch nicht in die übliche Routine. Es gibt einen Grund, warum Ärzte Rauchern raten, im Urlaub mit dem Rauchen aufzuhören: Umgebung und Routine sind andere. Es ist so, als würde Ihr Gehirn für eine Zeit lang neu verdrahtet, was Tür und Tor für dauerhafte Veränderungen öffnet. Während Sie vielleicht sonst während einer Arbeitspause zur Zigarette gegriffen haben, machen Sie jetzt einen Museumsbesuch oder liegen am Strand – Auslöser, die Sie nicht mit einer Zigarette in Verbindung bringen. Händlern ist das schon seit Jahrzehnten bekannt. Eine Studie der UCLA (University of California, Los Angeles) aus dem Jahr 1984 stellte fest, dass Menschen, die grundlegende »Statusänderungen« in ihrem Haushalt erlebten – große Ereignisse wie einen Umzug, eine Hochzeit, die Geburt eines Kindes oder eine Scheidung – mit sehr viel höherer Wahrscheinlichkeit ihre Markenpräferenzen veränderten. Marketingexperten fanden heraus, wie sich dieser kleine Trick zu ihren Gunsten nutzen lässt. Wenn eine Frau Vitaminpräparate für die Schwangerschaft kauft, könnte das ein Hinweis sein, dass ein Baby unterwegs ist. Diese enorme Lebensveränderung ist der perfekte Zeitpunkt, neue Marken und Produkte einzuführen. Mit einfachen Worten: Veränderung bietet die Chance für neue Gewohnheiten.

Natürlich werden Sie nicht immer in Urlaub fahren können, wenn Sie mit Gewohnheiten brechen wollen. Auch eine Schwangerschaft ist kein geeignetes Ereignis, um aus Routinen auszubrechen. Doch wenn Sie ins Intervallfasten einsteigen, sollten Sie Situationen und Umgebungen meiden, die mit Ihren alten Essenszeiten in Verbindung stehen. Haben Sie immer beim Fernsehen im Bett nebenbei gesnackt, dann sollten Sie jetzt vielleicht woanders fernsehen. Es ist auch in Ordnung, das übliche gemeinsame Essengehen am späten Abend mit Freunden abzusagen. Organisieren Sie stattdessen ein gemeinsames Mittagessen oder einen Wochenendausflug. Teilen Sie ihnen ruhig mit, was Sie erreichen wollen – gute Freunde sind auch unterstützende Freunde (und wenn wir auf die Statistik schauen, dann wünschen sich auch die meisten Ihrer Freunde, ihre eigene Ernährungsweise umzustellen). Sie werden früh genug herausfinden, wie das alles gut machbar ist, mit vorgezogenen Abendessen und gelegentlichen Cheat Days. Möglicherweise stellen Sie auch fest, dass die alten Auslöser ihre Kraft verloren haben, und es ist kein Problem mehr für Sie, anderen Leuten beim Essen zuzuschauen, wenn sich Ihr Essensfenster bereits geschlossen hat. Indem Sie mit den Dingen, die Sie üblicherweise tun, einen Gang höherschalten, werden Sie feststellen, dass sich die Gewohnheitsschleifen des Rund-um-die-Uhr-Essens schnell auflösen.

Sicherlich kann es Zeiten geben, in denen Sie sehr, sehr hungrig sind. Dazu sollten Sie zuerst wissen, dass es keinen Grund dafür gibt, diesem nagenden Hunger nachzugeben. Sie werden nicht verhungern. Sie werden vielleicht kein Leben wie der junge Prinz Siddharta führen, der jeder Laune und jedem Wunsch nachgab. Wenn Sie sich tagsüber ein bisschen müde fühlen, fallen Sie auch nicht sofort ins Bett. Wenn Ihnen jemand bei der Arbeit von einer tollen Fernsehsendung erzählt, schauen Sie diese ja auch nicht unmittelbar an. Sie kaufen auch nicht gezwungenermaßen jedes Paar Schuhe, das Ihnen gefällt. Doch irgendwie sagen wir uns, dass es mit dem Hunger etwas anderes ist. Wenn es um das Essen geht, dann leben wir alle wie die verhätschelten Prinzen. Verspüren wir auch nur einen Anflug von Hunger, dann greifen wir ohne nachzudenken zu einem Snack.

Es gibt aber keinen Grund dafür, dass der Hunger immer den Ton angibt. So, wie Sie Ihre Müdigkeit registrieren können, ohne schnurstracks ins Bett zu fallen, so können sie auch Ihren Hunger wahrnehmen, ohne sofort loszuessen. Versuchen Sie, etwas anderes zu tun – irgendetwas anderes. Statt zur Ablenkung zu essen, finden Sie etwas, das Sie vom Essen ablenkt.

Wenn Sie bei der Buddha-Diät regelmäßig Hunger verspüren, dann sollten Sie darüber nachdenken, was Sie essen. Erinnern Sie sich, dass Eiweiß und Fett sättigender sind als Zucker und generell Kohlenhydrate. Wie schon im Kapitel »Was essen?« (S. 52) erwähnt, geht es beim Intervallfasten in Bezug auf das Essen nur um das »Wann« und nicht das »Was«, doch das richtige »Was« zu wählen, hilft auch beim »Wann«. Sie werden feststellen, dass manche Lebensmittel Sie hungriger zurücklassen als andere. Mit ballaststoffreichen Kohlenhydraten wie Vollkornbrot oder -pasta bleiben Sie länger satt als mit Brot und Pasta aus Weißmehl. Stark verarbeitete Lebensmittel andererseits sind so beschaffen, dass man immer weiteressen muss. Eigentlich überflüssig zu erwähnen, aber sich nachts mit verführerischem Essen zu umgeben, erleichtert die Dinge nicht gerade. Gehen Sie nicht hungrig einkaufen. Erwarten Sie nicht, ohne etwas zu essen in einem Restaurant oder einer Bar sitzen zu können – besonders dann nicht, solange Ihre neuen Essgewohnheiten nicht in Fleisch und Blut übergegangen sind.

Auch darüber hinaus wird es Zeiten geben, in denen Sie Hunger verspüren, so wie es auch Zeiten gibt, in denen Sie traurig oder einsam sind. Das ist alles okay. Buddha lehrte, dass es keine *schlechten* Gefühle gibt, sondern nur Gefühle. Ob schmerzlich oder erfreulich – sie gehen vorbei. Verlangen – ob nach Essen, nach Gesellschaft oder einfach nur nach Schuhen – gehört zum Leben dazu. Manchmal fühlt es sich nicht gut an. Die Lösung ist aber nicht, diese Emotionen abzuschütteln, denn das geht nicht. Die Lösung ist, sie zu akzeptieren, zu entscheiden, was man damit anfangen will, und dann einfach weiterzumachen.

Ihren Hunger werden Sie womöglich nicht völlig unter Kontrolle halten können, aber er kontrolliert Sie auch nicht. Nicht mehr.

Kapitel 18: Das Gleichgewicht bewahren

Die Schwierigkeit vieler Diäten besteht darin, dass Sie nur auf eine befristete Zeit angelegt sind. Wir sprechen davon, wir seien »auf« Diät, mit dem vollen Bewusstsein, dass wir auch früh genug wieder »runter« sein werden. Da ist es nicht weiter verwunderlich, dass das Abnehmen und Halten des Gewichts schwer sind. Richtig schwer. Die meisten Menschen, die über eine Diät Gewicht verloren haben, erlangen die alten Kilos irgendwann zurück.

Um diese Gewichtsschwankungen zu vermeiden, sollte man die Buddha-Diät als eine dauerhafte Ernährungsweise verstehen – einen lebenslangen Lebensstil – und nicht als eine befristete kurze Sache. Sie gehen nicht nach ein paar Monaten wieder »runter«. Unser Körper ist nicht dazu angelegt, zu jeder Zeit zu essen. Wir wollen, dass Sie, wenn Sie sich einmal auf diesen natürlicheren Essensrhythmus eingespielt haben, nicht wieder in die alte Ernährungsweise zurückfallen. Und das wollen Sie, seien Sie versichert, dann auch nicht mehr – das ununterbrochene Essen wird sich dann unnatürlich und fremd anfühlen. Im Gegensatz zu den vielen kursierenden unterschiedlichen und extremen Diäten, mit den strengen Regeln bezüglich Milchprodukten, Weizen oder Fleisch – gar nicht erst zu erwähnen das Saftfasten, die kostspieligen Kräuterprodukte und die Diäten, für die ein bisher unentdeckter Trick oder eine exotische Beere herhält –, ist nach unserer Erfahrung die Buddha-Ernährung um einiges leichter durchzuhalten.

Das Gewicht dauerhaft stabil halten

Auch wenn das Abnehmen auf Dauer eine Herausforderung ist, so sind doch viele Menschen damit langfristig erfolgreich. Studien der National Weight Control Registry – einer Datenbank, die über 10 000 Personen führt, die abgenommen haben – fanden einige Gemeinsamkeiten unter denen, die ihr Gewicht stabil halten konnten. Erstens gab es bei den meisten eine Art von »auslösendem Ereignis«. Für einige waren das medizinische Gründe – von Schlafapnoe und Rückenschmerzen bis zu Krampfadern und schmerzenden Beinen. Für andere, besonders Frauen, waren es emotionale Gründe, wie zum Beispiel (und das ist ein echtes Zitat aus einer Studie zu den Auslösern): »Mein Mann hat mich verlassen und mein Anwalt sagt, das sei, weil ich zu dick bin.«

Wir hoffen sehr, dass Ihnen so etwas nicht geschehen ist – und nehmen doch stark an, dass dieser Anwalt als Nacktschnecke wiedergeboren wurde oder es wenigstens bald wird. Was auch immer Sie zur Buddha-Diät veranlasst hat, behalten Sie diesen Auslöser im Gedächtnis, wenn Sie abnehmen und wenn Sie in die Gewichthaltephase übergehen. Und sollten Sie diesen klassischen Weckruf nicht erlebt haben, dann warten Sie auch nicht auf ihn. Halten Sie sich und Ihre Ernährung gesund, genau jetzt. Lassen Sie sich bloß nicht von Ihrem Gewicht in Zugzwang bringen.

Was haben diejenigen, die ihr Gewicht halten konnten, noch gemeinsam? Nun, sie treiben Sport, das ist vielleicht eine weniger große Überraschung. Körperliches Training ist im Zusammenhang mit Abnehmen immer ein Plus. Aus all den schon genannten Gründen sollten Sie Sport treiben. Für das Halten des Körpergewichts scheint das umso wichtiger zu sein, da es einigen natürlichen Veranlagungen des Körpers, das ursprüngliche Körpergewicht wiederzuerlangen, entgegenwirkt.

Einige weitere Gemeinsamkeiten fielen auf unter denjenigen, die ihr Gewicht halten konnten: 78 Prozent von ihnen frühstückten täglich. Das alte Sprichwort, das Frühstück sei das wichtigste Essen des Tages, trifft vielleicht besonders auf die zu, die nicht zunehmen wollen – eventuell, weil das frühe Essen vor dem späten Essen schützt, was für die Buddha-Diät einfach perfekt ist. Dazu kommt, dass 62 Prozent weniger als zehn Stunden in der Woche fernsahen, was einleuchtet. Denn wir wissen ja, was passiert, wenn wir fernsehen: achtloses Essen nebenbei. Wenn Sie also Ihre Zeit vor dem Bildschirm kürzen, reduzieren Sie vermutlich auch die Kalorien.

Und eine letzte Gemeinsamkeit: 75 Prozent der Leute, die ihr Gewicht stabil hielten, wogen sich einmal in der Woche selbst. Andere Studien bestätigen, dass diese wöchentliche bzw. regelmäßige Gewichtskontrolle eine ziemlich gute Strategie ist, um das Gewicht zu halten. Anders ausgedrückt scheint der beste Rat zu sein, sich selbst »mindestens einmal in der Woche zu wiegen, um der Gewichtszunahme vorzubeugen, und täglich, um Gewicht zu verlieren«.

All das passt wunderbar zur Buddha-Diät. Sie werden weniger achtlos essen, wenn Sie erst einmal Ihr Essenszeitfenster eingekürzt haben. Sie werden sich selbst regelmäßig wiegen. Und weil Sie nicht mehr spätabends essen werden, werden Sie ein reichhaltiges Frühstück essen, das Sie nicht mehr anfällig für ungesunde Snacks im Laufe des Tages macht.

In gewissem Sinn ist die Zeit auf Ihrer Seite. Das National Weight Control Registry zeigt ebenfalls, dass Ihre Chancen, nicht wieder zuzunehmen, von Jahr zu Jahr steigen. In einer Untersuchung fand man heraus, dass bei Menschen, die ihr Gewicht bereits seit zwei Jahren stabil halten konnten, das Risiko, wieder zuzunehmen, um 50 Prozent reduziert war.

Was passiert, wenn sich die Waagschale zur anderen Seite neigt und Sie feststellen müssen, dass Sie zu viel Gewicht verlieren? Wenn Sie gerade erst mit der Buddha-Diät angefangen haben, ist das kaum vorstellbar, und doch ist es möglich, zu viel abzunehmen. Wirklich, das kommt vor (auch uns ist das irgendwann passiert). Wenn Sie sich gewissenhaft an Ihren Zeitplan halten, werden Sie Ihr Zielgewicht letztlich erreichen – und vielleicht auch über das Ziel hinausschießen. Was machen Sie dann?

Das Wichtigste ist dann, sich daran zu erinnern, dass das Abnehmen kein Spiel ist, bei dem die niedrigste Zahl gewinnt. Niedriger ist nicht zwangsläufig besser. Untergewicht birgt genauso wie Übergewicht diverse Gesundheitsrisiken.

Andererseits sollen Sie auch nicht in Ihre alten Gewohnheiten zurückfallen. Wie wir schon am Anfang des Kapitels erwähnten, ist dies keine Diät, von der Sie jemals völlig »runtergehen«. Erinnern Sie sich an die bedauernswerten Mäuse? Diejenigen, die aßen, was und wann sie wollten, nahmen zu – und zwar eine Menge. Und in kurzer Zeit. Sie waren in wenigen Monaten fettleibig. So soll es Ihnen nicht ergehen. Sie wollen nicht an den Anfangspunkt zurückkehren.

Stattdessen müssen Sie – mit den Worten Buddhas gesprochen – einen Mittleren Weg finden. Sie können auf Ihren Zeitplan eine Stunde draufschlagen, sodass Sie wieder in einem Zehn-Stunden-Fenster essen, wie in Schritt 3 der Buddha-Diät. Für manche scheint das ein ausgeglichener Zeitrahmen zu sein, in dem sie weder zu- noch abnehmen. Sie können auch probieren, ein bisschen mehr mit »Ausnahmetagen« zu »schummeln«. Im Tierexperiment schienen Mäuse, die zwei Cheat Days pro Woche hatten, nicht zuzunehmen – sie nahmen allerdings auch nicht ab. Sie können also versuchen, Ihrer Woche einen weiteren Cheat Day hinzuzufügen.

Aber passen Sie auf, dass aus den zehn Stunden nicht unbewusst elf bzw. zwölf oder irgendwann 16 oder 18 Stunden werden. Lassen Sie aus zwei Cheat Days nicht fünf und dann sieben werden. Wenn Sie in alte Gewohnheiten zurückfallen und die Kilos zurückkehren, dann geißeln Sie sich nicht. Drehen Sie die Uhr einfach zurück. Kehren Sie wieder für einen Monat zur Buddha-Diät zurück, um sich erneut in die Spur zu bringen, und dann versuchen Sie, Ihr persönliches Mittelmaß auf Dauer zu finden.

Vielleicht kennen Sie den Spruch, man könne niemals zu reich oder zu dünn sein. Unserer Erfahrung nach ist die Aussage so nicht richtig. Und Buddha stimmt dem zu. Er lebte als reicher Prinz und als ausgezehrter Asket und lehnte schließlich beide Extreme ab. Er fand seinen Mittleren Weg. Und Sie werden Ihren auch finden.

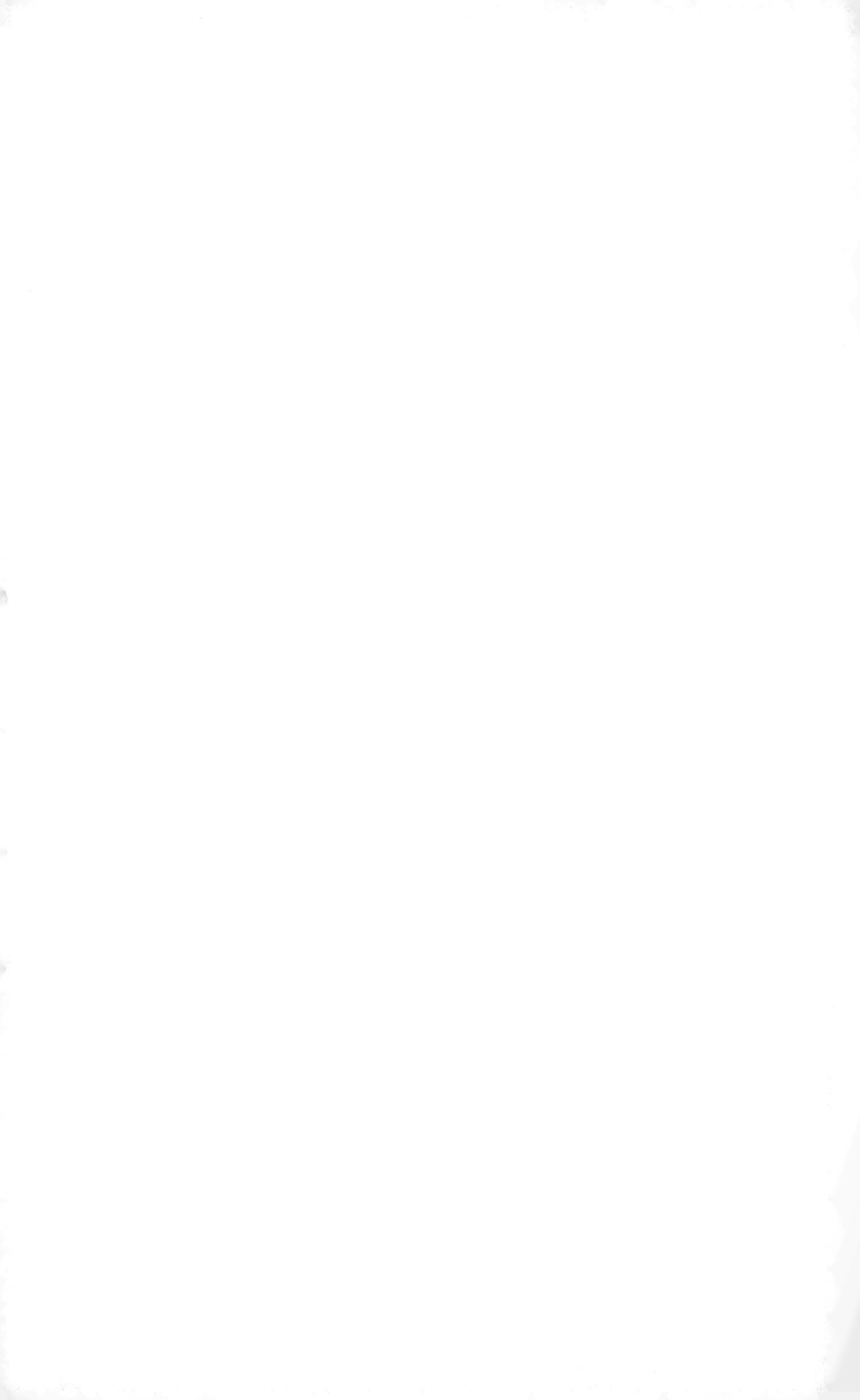

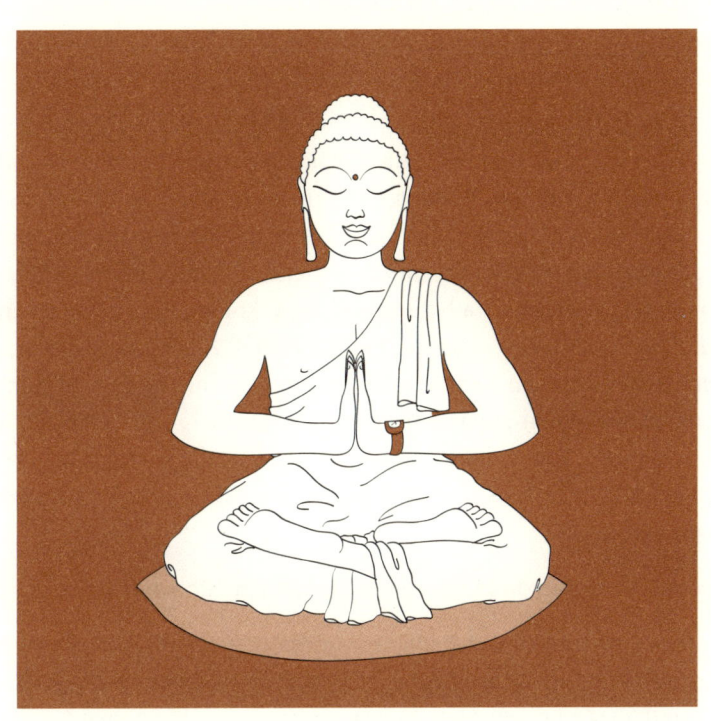

Teil 4: Vollendung

Kapitel 19: Die Weisheit des Tischgebets

In vielen Kulturen und Religionen praktizieren Menschen in irgendeiner Form ein Ritual, mit dem sie vor dem Essen ihre Dankbarkeit ausdrücken. Wir nennen das normalerweise »das Tischgebet sprechen«. Die meisten christlichen Konfessionen nutzen dafür eine Variation des traditionellen katholischen Gebets »Komm, Herr Jesus, sei unser Gast, und segne, was du uns bescheret hast«. Amerikanische Gemeinschaften von Zen-Buddhisten sprechen meistens eine kurze Danksagung, die in etwa so beginnt: »Wir sinnieren über die Mühe, die uns dieses Essen und wie wir es erhalten haben beschert hat. Wir sinnieren über unsere Tugendhaftigkeit und Arbeit und ob wir diese Gabe wert sind.«

Ein weiteres modernes Essensgebet aus dem Buddhismus lautet so:

»Dieses Essen ist ein Geschenk des ganzen Universums, des Himmels, der Erde und vieler harter Arbeit. Mögen wir so leben, dass wir würdig sind, dies zu empfangen. Mögen wir unsere unheilsamen Geisteszustände überwinden, insbesondere Verlangen und Aversion. Mögen wir nur Nahrung zu uns nehmen, die uns ernährt und vor Krankheit schützt. Wir nehmen dieses Essen an, um den Weg des Verstehens und der Liebe zu gehen.«

Das Wissen, dass Essen ein Geschenk oder eine Gabe ist, für die wir dankbar sein sollten, ist hier das gemeinsame Element. Viele Menschen auf der Welt leiden Hunger und haben keine Gelegenheit, eine Mahlzeit zu genießen. Vielleicht haben sogar wir schon echten Hunger erfahren. Bevor wir uns also heißhungrig über die Teller hermachen, sollten wir uns einen Moment Zeit nehmen, uns auf unser Glück zu besinnen.

Wir möchten Sie dazu ermutigen, dies bei der Buddha-Ernährung zu tun. Sie müssen kein formelles Gebet sprechen, aber zumindest eine kurze Pause der Reflexion einlegen. Denken Sie darüber nach, was Sie essen werden. Denken Sie darüber nach, warum.

Dieses kleine Ritual einzuführen wird Ihnen dabei behilflich sein, achtloses, reflexhaftes Essen zu verhindern. Wir haben schon über die Vorteile gesprochen, die Achtsamkeit bei Tisch bedeutet, und auf diese Weise können Sie dazu beitragen. Wie der Zen-Spruch vorgibt, denken Sie kurz daran, wie das Essen zu Ihnen kam. Würdigen Sie das kleine Wunder, dass Sie gerade jetzt genug zu essen haben.

Tiefer über die Herkunft unserer Nahrung nachzudenken, kann uns helfen, unser Essen bewusster auszuwählen. Aus diesem Grund beginnen Besucher von Bauernmärkten, mehr Obst und Gemüse zu essen, ebenso Teilnehmer an Programmen mit gemeinschaftlich genutzten Gärten. Natürlich führt es bei anderen wiederum dazu, dass noch mehr Gemüse in ihrem Gemüsefach verrottet – der Kompost der guten Absichten. Unser Ziel ist es nicht, Sie zu ehrgeizigem Einkaufsverhalten zu animieren, sondern mehr zum Ausbrechen aus üblichen Routinen und zum Beenden des achtlosen Essens. Solche Veranstaltungen aufzusuchen kann aber eine andere Möglichkeit sein, unsere Aufmerksamkeit auf das, wie und was wir essen, zu lenken. Und wenn wir unsere Aufmerksamkeit erhöhen, treffen wir eine bessere Auswahl. Unser Leben so zu gestalten, dass es uns zu einer besseren Wahl ermutigt und unterstützt, darum geht es bei der Buddha-Diät.

Mehrere Studien zeigen, dass sich Menschen, die sich als religiös oder spirituell bezeichnen, gesünder ernähren. Eine thailändische Studie konnte nachweisen, dass Erwachsene mit »buddhistischen Werten« besser in der Lage waren, ihren Diabetes über eine gesunde Ernährungsweise zu kontrollieren. Das gilt sogar für Kinder. Eine Studie an einigen Tausend Teenagern rund um Minneapolis stellte fest, dass »Schüler, die berichteten, durch spirituellen oder religiösen Glauben ihre Entscheidungen zu einigen gesundheitlich relevanten Verhaltensweisen zu beeinflussen, dazu gehörte das Essverhalten, mit größerer Wahrscheinlichkeit auch einen höheren Verzehr an Obst und Gemüse angaben«.

Vielleicht würde mancher jetzt gerne behaupten, diese religiösen Menschen seien von einer höheren Macht zur Gesundheit geleitet worden. Aber wahrscheinlicher ist, dass sie einfach achtsamer sind und bewusstere Entscheidungen für ihre Gesundheit und ihre Ernährung trafen. Der Feind ist hier nicht der Atheismus – viele Buddhisten sind Atheisten und Buddha selbst lässt sich vielleicht am besten als Agnostiker beschreiben. In einer berühmten Schrift kritisiert er solche Lehrer, die glauben, Gott zu kennen, als eine Prozession blinder Männer: »Der erste sieht nichts, der mittlere sieht nichts und der letzte sieht nichts.« Er leugnete nicht die Existenz von Gott, aber er wollte, dass wir uns auf unsere eigene Erfahrung im Hier und Jetzt konzentrieren.

Noch einmal: Der wahre Feind ist Achtlosigkeit. Diese Jugendlichen, die sich selbst als religiös bezeichneten, sind womöglich einfach etwas achtsamer ihrem Leben und ihren Lebensentwürfen gegenüber. Ihr Glaube könnte sie dazu geleitet haben, präsenter zu sein. Das sollten wir alle sein.

Die traditionelle Zen-Danksagung vor dem Essen fährt fort: »Wir betrachten es als essenziell, die Gedanken frei von Maßlosigkeit wie Gier zu halten. Wir betrachten dieses Essen als gute Medizin, die unser Leben erhält.« Auch das ist wichtig, sich vor Augen zu führen. Hunger ist natürlich und Hunger ist gesund. Gier aber nicht. Wir essen, um unseren Körper zu nähren, nicht, um Probleme erträglicher zu machen oder uns für Leistungen zu belohnen. Essen sollte keine Flucht sein.

Für die Buddha-Diät müssen Sie nicht religiös sein. Sie müssen vor allem auch kein Buddhist sein. Studien zeigen, dass die Vorzüge der Achtsamkeit unabhängig davon sind, wie religiös oder spirituell man ist. Eine an über 1.000 US-amerikanischen und kanadischen Erwachsenen durchgeführte Studie legt dar, dass nichtreligiöse Menschen ebenso »moralisch« wie religiöse sind – sie fühlten sich bei Ausrutschern nur weniger schuldig. In einer anderen Studie wurden Schulkinder weltweit dazu aufgefordert, Sticker mit anderen Schulkindern zu teilen, die keine besaßen. Diejenigen, die religiös erzogen wurden, waren dabei weniger großzügig als ihre nichtreligiösen Schulkameraden – aber um fair zu sein: Der Autor dieser Studie gab zu, nicht genug Buddhisten unter den Schülern gehabt zu haben, um über diese eine gesonderte Aussage machen zu können.

Sie müssen also vor dem Essen nicht beten. Nehmen Sie sich aber einen Moment Zeit zum Innehalten. Seien Sie dankbar. Ob Sie dabei einem speziellen göttlichen Wesen danken wollen, bleibt Ihnen überlassen. Sie könnten den unzähligen Landwirten, den Fabriken, den wachsenden Pflanzen, den Ladenbetreibern und den Kassierern danken, denn sie alle tragen zu dem Essen auf Ihrem Teller bei. Wenn Sie Ihren Salat selbst anbauen, dann können Sie sich selbst für die schwere Arbeit und Freunden und Familie für ihre Mithilfe (dieser Teil des Dankes ist vielleicht aber auch nur Wunschdenken) danken.

Vielleicht sind Sie für die Sonne dankbar, den Regen, die Erde und all den Rest. Vielleicht haben Sie eine Pizza bestellt und sind dem Pizzaboten dafür zutiefst dankbar, dass er vorbeigeschaut und Sie vor dem Kochen bewahrt hat. Oder das Geld ist knapp und das, was Sie essen, ist nicht wirklich der Renner – aber immerhin haben Sie etwas auf dem Teller.

Wir haben jedes Mal, wenn wir essen, einen Grund für Dankbarkeit. Die Zen-Danksagung endet mit den Worten: »Um der Erleuchtung Willen erhalten wir nun dieses Essen.« Vor dem Essen innezuhalten, ermöglicht uns erneut, achtsam und aufmerksam zu sein. Lassen Sie das Essen Teil der Übung werden. Nehmen Sie die Gelegenheit wahr, sich nicht nur zu füllen, sondern zu erwachen.

Kapitel 20: Meditation für den Körper

Über die Kraft der Meditation sind schon die unglaublichsten Behauptungen in die Welt gesetzt worden. Manche sind etwas haarsträubend – wie zum Beispiel, man könne über dem Boden schweben, könne aufhören zu atmen oder wochenlang ohne Essen und Trinken auskommen. Es existieren Berichte über Mönche, die in der Lage seien, so viel »psychische Hitze« zu erzeugen, dass sie um den Leib gewickelte nasse Bettlaken alleine durch die Wärme ihrer Haut trocknen können. Obwohl bestimmte Meditationstechniken tatsächlich die Körpertemperatur um ein paar Grad erhöhen können (und gleich werden wir noch auf ein paar weitere interessante biologische Effekte eingehen), sind die meisten Behauptungen zur Meditation unwahrscheinlich bzw. abwegig, um ehrlich zu sein. Jedenfalls glauben wir nicht, dass Sie Ihre Wäsche nur durch Ihren Geist trocknen können – wie sinnvoll das auch immer sein mag.

Wir denken aber trotzdem, dass Meditation hilfreich für Sie ist. Und es ist gar nicht so schwer. Dazu auch gleich mehr.

Die meisten Menschen assoziieren Buddhismus aus gutem Grund mit Meditation. Nachdem Buddha vom asketischen Leben frustriert seine kleine Gemeinschaft heiliger Männer hinter sich gelassen hatte, setzte er sich zur Meditation im Wald unter einen stillen Baum und schwor, sich so lange nicht fortzubewegen, bis er Erleuchtung gefunden habe. Und er fand sie. Seit dieser Zeit ist Meditation ein zentrales Element des buddhistischen Lebens. Buddha hielt seitdem unzählige Meditationslektionen zu verschiedenen Techniken, die noch heute gelehrt werden. Der Ort mit dem Baum, unter dem er damals saß, ist heute eine Pilgerstätte für Buddhisten aus aller Welt. Für sehr viele Menschen *ist* Buddhismus Meditation. Alles andere ist Dekoration.

Das allerdings ist eine zu große Vereinfachung. Nicht alle Buddhisten meditieren, ebenso wie auch nicht alle Buddhisten Vegetarier sind. Besonders in asiatischen Ländern besuchen viele Buddhisten an Festtagen den Tempel und haben einen Altar oder eine Kultstätte zu

Hause, meditierten aber niemals in ihrem Leben. Doch hier in der westlichen Welt ist die Meditation meist das Erste, was Neulinge am Buddhismus so anzieht, und die meisten großen buddhistischen Organisationen verschreiben sich der Meditationslehre.

Buddha verordnete die Meditation zu einem speziellen Zweck: uns zur Erleuchtung zu verhelfen. Erleuchtung ist keine fremde, mystische Verwandlung. Erleuchtung ist ein sehr grundlegender und konkreter Geisteszustand. Erleuchtung bedeutet Erwachen. Erleuchtet zu sein heißt, wahrhaft und ganz erwacht zu sein.

Als Buddha seinen Mönchen damals die Grundlagen achtsamer Meditation vorstellte, garantierte er ihnen die Erleuchtung, wenn diese sieben Jahre seinen Anleitungen folgten. Er garantierte sie! Aber dann korrigierte er sich selbst. Es könnte auch nur sechs Jahre, fünf Jahre, drei Jahre oder zwei Jahre dauern – vielleicht auch nur sieben Monate, sechs Monate, fünf Monate, vier Monate, drei Monate oder nur einen Monat. Schließlich legte er sich auf sieben Tage fest. Würden sie die achtsame Meditation über sieben Tage gewissenhaft durchführen, würde das ausreichen. Auch Buddha wusste einen Gang runterzuschalten.

Der Weg zur Erleuchtung

Wie fühlt sich die Erleuchtung nun an? Wir alle wissen, was es bedeutet, wach zu sein, und wir wissen, was es bedeutet zu schlafen. Und die meisten wissen, wie es ist, sich in einem Zwischenzustand zu befinden, weder wach noch schlafend. Dann sind wir halb schlafend oder halb wach. Es können die paar Minuten sein, bevor wir in der Nacht wegdösen oder die gefühlten endlosen Stunden, wenn wir im Flugzeug oder am Strand liegend tagträumen.

Stellen Sie sich diese Geisteszustände als ein Spektrum vor. Am einen Ende befinden sich Bewusstlosigkeit und Schlaf. Dann kommen die Momente mit Halbschlaf und Tagträumen. Dann unsere übliche Erfahrung mit dem Wachzustand. Und dann stellen Sie sich vor, wir würden diese Skala noch ein kleines bisschen erweitern, vielleicht um einen halben Schritt hinter unserem herkömmlichen »wach«, bis zu einem Punkt, an dem wir völlig bewusst und völlig achtsam allem gegenüber sind, was uns umgibt. Das ist Erleuchtung.

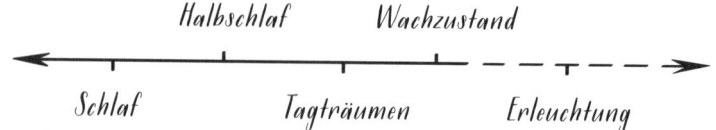

Wie hilft uns Meditation dabei, zur Erleuchtung zu finden? Worin besteht die Verbindung zwischen Meditation und der Achtsamkeit, die wir im Kapitel »Essen fürs Denken, denken fürs Essen« (S. 95) schon angesprochen haben? Und was hat das alles mit dem Diäthalten zu tun?

Buddha hat Meditation nicht dafür gelehrt, damit irgendwer abnimmt. Er war der Überzeugung, dass Meditation jedem von uns hilft, ein glückliches und erwachtes Leben zu führen – was er die »Erreichung des echten Wegs« oder letzendliches Nirwana nannte. Und er hatte eine sehr eigene Theorie dazu, wie es das tut. Buddha lehrte, Meditation helfe uns dabei, das zu reduzieren, was er »Begierden« nannte.

In der ersten Lektion nach seiner Erweckung lehrt Buddha, die Ursache allen Leids sei im »*upādāna*« zu finden, einem Begriff aus der mittelindischen Sprache Pali, der meist mit »Wunsch« oder »Begierde« übersetzt wird. Mit anderen Worten: Wir leiden, weil wir etwas *wollen*. Glücklich zu sein bedeutet, zufrieden zu sein, mit dem erfüllt zu sein, was wir haben und mit der Art und Weise, wie das Universum in diesem Moment beschaffen ist. Und die Meditation hilft uns, Begierden loszulassen, und so diese Erfüllung und Frieden zu finden.

Begierden sind natürlich auch ein Problem für Diäthaltende. Wir kennen es alle, das scheinbar unwiderstehliche Verlangen, etwas zu essen, was wir lieber nicht sollten, oder zu viel zu essen oder dann zu essen, wenn wir eigentlich etwas anderes tun sollten. Meditation hilft. Eine Forschergruppe von der McGill University in Montreal konnte

196 Schokoladenliebhaber für ein Experiment gewinnen. Zuerst absolvierten die Freiwilligen ein grundlegendes Achtsamkeitstraining. Zum Beispiel wurden sie aufgefordert, immer dann, wenn sie von dem Wunsch nach Schokolade übermannt wurden, diesen Wunsch einfach »als das sind nur Gedanken zu bezeichnen« und sich dann vorzustellen, dass sie sich von diesem Wunsch distanzieren – ziemlich ähnlich, wie man irgendwelche Gefühle oder Gedanken, die während einer Meditationssitzung auftauchen, ziehen lässt. Nach dem zweiwöchigen Training wurden die Probanden in einen Raum geführt, wo man ihnen etwas Schokolade gab und sie aufforderte, diese auszupacken, aber nicht zu essen. Dann nahm man ihnen die Schokolade wieder weg. Die Forscher konnten einen Erfolg des Achtsamkeitstrainings verzeichnen: Diejenigen, die das Training absolviert hatten, berichteten von sehr viel geringerer Gier nach Schokolade nach dem Test als die anderen.

Meditation scheint auch noch auf andere Weise bei einer Diät zu helfen. Denn die achtsame Meditation verlangt von uns, unsere Gefühle zu beobachten, aber nicht mit ihnen verbunden zu sein. Sie lehrt, was Psychologen »Disidentifikation« nennen – den Prozess, unsere Gefühle von uns selbst zu trennen. Das kann bei der Vermeidung damit verbundener Verhaltensweisen wie emotionalem Essen helfen. Wie eine wissenschaftliche Untersuchung zusammenfasste: »Achtsamkeitstraining ist eine vielversprechende Methode zur Gewichtsabnahme und zum Halten des Gewichts«, denn es »befähigt Menschen dazu, schlechte Essgewohnheiten zu reduzieren und ein positives Verhältnis zum Essen aufzubauen«. Es scheint auch dabei zu helfen, die Unannehmlichkeiten, die mit der Veränderung von Essgewohnheiten einhergehen, besser zu tolerieren. Das Ergebnis vieler Studien zeigt, dass Achtsamkeitstraining alleine bereits zu Gewichtsverlust führen kann. Und nicht nur zu Gewichtsverlust. Eine weitere Untersuchung fasst es wie folgt zusammen: »Meditierende berichten von sehr viel mehr Achtsamkeit, Mitgefühl mit sich selbst und einem allgemein verbesserten Wohlgefühl, gleichzeitig von signifikant niedrigeren Leveln an psychologischen Symptomen, Grübeleien, Niedergeschlagenheit, Gefühlsangst und Problemen mit der Gefühlsbeherrschung« und

»Achtsamkeit ist positiv mit unterschiedlichen Indikatoren psychischer Gesundheit verbunden«. Oder, wie Buddha es nannte, ist Meditation der »Weg für das Überwinden des Leids« und »das Verschwinden von Schmerz und Kummer«.

Wie kann Meditation all das bewirken? Schon seit Jahrzehnten untersuchen Wissenschaftler die Wirkung von Meditation auf Gehirn und Körper. Meditation entspannt uns, lässt unseren Blutdruck sinken und verlangsamt den Puls. Sie scheint sogar unsere grundlegende Gehirnstruktur dahin gehend zu verändern, dass Aufmerksamkeit und die Fähigkeit zur Gefühlskontrolle verbessert sind. In mindestens 21 Studien konnte gezeigt werden, wie Meditation unsere Neurobiologie verändert, wobei Effekte auf sehr viele unterschiedliche Gehirnregionen gezeigt werden konnten.

Meditieren ist nicht schwierig

Wer noch nie meditiert hat, befürchtet oft, es sei kompliziert oder schwierig, doch abgesehen von dem verwirrenden Spektrum an Techniken ist die Meditation an sich ziemlich einfach. In der Zen-Tradition wird Meditation oft als »nur sitzen« bezeichnet und soll auch genau das sein – einfach nur still zu sitzen, ohne weiteren Plan oder Ziel in der Welt.

Für das Meditieren benötigen Sie keine schicke Ausstattung oder ein umfangreiches Training. Wenn Sie ein ruhiges Plätzchen zum Sitzen gefunden haben, halten Sie sich an die grundsätzlichen Anweisungen, die der bekannte Gelehrte und frühere Mönch Stephen Batchelor in seinem Buch-Klassiker »Buddhismus für Ungläubige« gibt: »Sorgen Sie dafür, dass Ihr Rücken nicht gestützt wird und gerade, aber nicht angespannt ist. Prüfen Sie, ob irgendwelche Anspannungen im Körper bestehen: die Schultern, den Hals, um die Augen herum. Entspannen Sie sich. Machen Sie drei lange, langsame, tiefe Atemzüge. Dann lassen Sie Ihren Atem seinen eigenen Rhythmus finden, ohne Unterbrechung oder Kontrolle.«

Es ist wirklich gar nicht schwierig. Versuchen Sie es mit den folgenden Schritten:

Sitzen Sie bequem: Die traditionelle Position ist im Schneidersitz auf einem auf dem Boden liegenden Kissen, aber das ist nicht wichtig. Sie können auch kniend oder auf einem Stuhl sitzend meditieren, wenn das bequemer für Sie ist. Aber sitzen Sie gerade und nicht schief und krumm. Wenn Sie auf einem Stuhl sitzen, lehnen Sie sich nicht an. Sofas sind allgemein weniger geeignet.

Stellen Sie einen Wecker: Bleiben Sie sitzen, bis die Zeit vorbei ist. Sie können sich einen speziellen Meditationstimer kaufen und es gibt verschiedene Apps für Ihr Smartphone mit einer ansprechenden Glockenspielmelodie am Ende. Aber prinzipiell ist jeder Timer gut.

Fokussieren Sie sich auf Ihre Atmung: Warum fokussieren wir uns auf unsere Atmung? Sie müssen es nicht tun, manche konzentrieren sich lieber auf ein Wort oder einen Spruch, während andere es vorziehen, ihren Geist völlig zu leeren – »an das Nicht-Denken denken«, wie die Zen-Meister zu sagen pflegten. Doch für die meisten ist die Konzentration auf die Atmung ein guter, zuverlässiger Einstieg. Es ist wie ein natürliches Metronom, das Ihnen hilft, mit dem Körper im Takt zu bleiben. Wenn Sie Ihren eigenen Herzschlag spüren können, könnte es sogar noch besser sein. Wir können das aber meistens nicht.

Beschreiben Sie Ihren Atem: Buddha schlug vor, während des Einatmens zu sagen »Ich atme ein« und beim Ausatmen zu sagen »Ich atme aus«. Wenn Sie feststellen, dass Sie kurz einatmen, sagen Sie »Ich atme kurz ein«, wenn Sie feststellen, dass Sie tief einatmen, sagen Sie »Ich atme tief ein«. Was auch immer passiert, bleiben Sie bei Ihrer Atmung. Seien Sie sich jedes Atemzugs bewusst.

Erweitern Sie Ihren Fokus: Wenn Sie mit dieser Atemmeditation vertrauter sind, dann erweitern Sie Ihren Geist. Werden Sie sich während des Sitzens Ihres ganzen Körpers bewusst. Verändern Sie Ihren inneren Monolog etwas. Sagen Sie beim Einatmen: »Ich atme den ganzen Körper erlebend ein«, und beim Ausatmen: »Ich atme den ganzen Körper erlebend aus.« Nehmen Sie alle Empfindungen wahr, aber werten

Sie sie nicht. Wenn Rücken oder Knie schmerzen (was am Anfang der Fall sein kann), dann registrieren Sie das, aber lassen Sie sich davon nicht von Ihrer Atmung ablenken. Wenn Sie ungeduldig darauf warten, dass Ihr Timer sich meldet, ist das auch in Ordnung. Verurteilen Sie sich nicht. Lassen Sie dieses Gefühl kommen und gehen. Sitzen Sie es aus.

Beginnen Sie mit der moderatesten Form des Sitzens: fünf Minuten. Die ersten Male werden Sie das als unerträglich lang empfinden, aber das ist es nicht. Ihr Geist wird zweifellos umherwandern und Sie werden feststellen, dass Sie sich schon eine Weile nicht mehr auf Ihre Atmung konzentriert haben. Keine Sorge. Sobald Sie wahrgenommen haben, dass Sie nicht an den Atem denken, kehren Sie dazu zurück. Erneut: ohne Verurteilung. Es geht uns allen so – selbst Buddha haderte vermutlich anfangs damit. Kehren Sie zu Ihrem Körper zurück und atmen Sie. Spüren Sie sich ein- und ausatmen. Entspannen Sie sich.

Sobald Sie fünf Minuten bequem schaffen, probieren Sie es mit zehn, dann mit 15. Sie können bei 15 Minuten bleiben, wenn Sie möchten, aber auch auf bis zu 30 Minuten ausdehnen. Das Schöne an solchen kurzen Zeitspannen ist, dass sie sich leicht einplanen lassen – egal, wie beschäftigt Sie sind, 15 Minuten lassen sich immer unterbringen. Manche stellen fest, dass sie mit 30 Minuten mehr Ruhe finden als mit 15. Probieren Sie es für sich aus und schauen Sie, wie Sie sich dabei fühlen.

Buddhisten bezeichnen die Meditation oft als »Übung«, was wörtlich zu verstehen ist. Im ganz erwachten Leben wären wir allen Dingen gegenüber die ganze Zeit über achtsam. Doch das ist schwer. Unser Leben ist voller Ablenkungen. Nutzen Sie die Meditation also wie ein Stück einer Abkürzung, fast wie eine Schummelei. Es ist das Gegenteil von Multitasking. Wir entfernen so viele Ablenkungen wie möglich, um es einfacher zu machen, sich ganz und gar zu konzentrieren. Es ist, wie in der Bibliothek statt im Schlafsaal zu lernen. Es macht zwar noch immer Arbeit, die Hausarbeiten in einer ruhigen Umgebung zu machen, aber es ist deutlich einfacher, wenn wir fern von Ablenkungen durch Freunde, Musik, Fernseher und all das sind. Und es gibt triftige Beweise, dass diese Herangehensweise funktioniert; dass es die Achtsamkeit im Alltag erleichtert, wenn man Achtsamkeit durch Meditation praktiziert.

Wir können die Erleuchtung innerhalb einer Woche nicht versprechen, und das tägliche Sitzen für ein paar Minuten wird auch nicht eine gescheiterte Beziehung kitten oder einen schlechten Job verbessern. Deadlines im Job werden nicht auf wundersame Weise verlängert und ein schwindendes Konto wird nicht magisch aufgefüllt. Doch die Meditation wird Sie dazu befähigen, mit all diesen Problemen besser zurechtzukommen, indem sie Ihnen ein ruhiges Zentrum schafft, in das Sie sich zurückziehen können, wenn Sie merken, dass Sie überfordert sind oder im Begriff, schlechte Entscheidungen zu treffen – ob Ihre Ernährung oder alles andere im Leben betreffend.

Kapitel 21: Den Tempel beschmutzen

Wir hadern oft mit unserem Körper, er betrügt uns im Kleinen wie im Großen. Er schmerzt, er wird krank, er altert. Manchmal mutieren unsere Gene und wenden sich gegen uns, was Krankheiten verursacht. Manches ist Zufall, manches vererbt, manches die Ernährung und die Gewohnheiten. Ob das eine oder das andere: Unser Körper kann sich wie ein fremder Feind anfühlen. Selbst Buddha erlebte furchtbare Zeiten, in denen er seinen Körper hasste. Wenn seine Schüler sich zu wichtig nahmen, pflegte Buddha sie daran zu erinnern, dass ihre Körper voller »Exkremente, Galle, Schleim, Eiter, Blut, Schweiß, Fett« und anderem abscheulichen Zeug sind. (Diese Liste ist ehrlich gesagt nicht vollständig.)

Wir verlangen ziemlich viel von unserer physischen Erscheinung und die meisten unserer Körperteile machen das mit, indem sie dabei beachtliche Leistungen vollbringen. Sie tragen Kinder aus, laufen Marathon und manchmal retten sie anderen das Leben. Es war Buddhas Körper, der ihn zum Meditieren und Lehren befähigte, und es waren die Körper seiner Schüler, die ihn fanden und von ihm lernten.

Doch wir machen es unseren Körpern ganz schön schwer. Mittlerweile ist es für niemanden mehr eine neue Erkenntnis, dass wir schlecht, zu viel und zu oft essen. Wir essen »Lebensmittel«, die man eigentlich nicht als solche, sondern eher als »Müll« bezeichnen könnte. Man kann auch sagen, dass wir grausam zu unseren Körpern sind, in der Annahme, dass er trotz all dieser Misshandlung immer weiter funktioniert und arbeitet. Wir wissen, dass das schlecht ist – und bereuen vielleicht noch während des Kauens oder kurz danach unsere Entscheidung. Doch Studie um Studie beweist: Wenn es um die Ernährung geht, besiegen unsere schlechten Gewohnheiten die guten Absichten.

Aber warum tun wir das? Nun, aus all den bereits angesprochenen Gründen. Es reicht von dem Essen als Trost bis zum Argument, zu beschäftigt zu sein. Manchmal versuchen wir uns selbst auszutricksen, wie in etwa so: »Nächstes Jahr werde ich mich wieder in Form bringen«, »Zu meinem nächsten Geburtstag werde ich mit dem Rauchen aufhören«, »Ab morgen werde ich gesünder essen«. Wir nehmen an, wir hätten Zeit für Veränderungen. Das alles zusammengenommen macht es so schwer, einen Zusammenhang zwischen unseren schlechten Entscheidungen und unserer schlechten Gesundheit herzustellen. Vielleicht gibt es da auch diesen Verwandten, der ein Päckchen Zigaretten am Tag rauchte, alles aß, was er wollte, und kerngesund 95 Jahre alt wurde. So was kommt vor.

Und doch zeigt uns die Wissenschaft, dass uns die schlechten Entscheidungen irgendwann einholen werden. Vielleicht nicht in den nächsten Jahren, irgendwann aber doch. Ja, natürlich könnten Sie auch zu denen gehören, die gerade noch mal davonkommen. Doch die Chancen stehen im Allgemeinen nicht so gut.

Das Paradoxe an der ganzen Sache ist, dass wir, während wir mit unserer Gesundheit ziemlich nachlässig umgehen, gleichzeitig viel Zeit und Energie in der Sorge um unser Äußeres aufwenden. In der »Diät-Industrie« basiert vieles auf der Annahme, dass wir, nun ja, schlecht aussehen. Natürlich wird es manches Mal auch mit »Gesundheit« ausgedrückt, aber Eitelkeit ist eine starke Macht und wir sind meistens mehr dadurch motiviert, wie wir nach außen wirken, als durch das, was in unserem Inneren vor sich geht. Würden wir noch immer Sonnencreme verwenden, wenn es kein Hautkrebsrisiko gäbe, die Sonne aber ohne Schutz unsere Haut altern lassen würde? Könnte sein.

Die Medien sind voll mit Beispielen von regelrechtem Körperhass. Wie sonst ließe sich die exzessive Photoshop-Anwendung in wirklich jedem Hochglanzmagazin erklären? Promis, die nicht 100-prozentig dem Schönheitsideal entsprechen, werden im Internet regelrecht vernichtet. Es ist nicht gerade leicht, diese unrealistischen, oberflächlichen Erwartungen nicht auch auf uns selbst zu übertragen. Wenn schon berühmte, schöne und erfolgreiche Menschen für ihr Aussehen gemobbt werden, dann sollten wir übrigen Normalos uns vielleicht unter der Bettdecke verstecken. Das Resultat ist deutlich: Etwa 90 Prozent aller amerikanischen Frauen berichten, mit ihrem Körper unzufrieden zu sein.

Obwohl die ungeheuerlichsten Beispiele, bei denen der Körper auf den Prüfstand gestellt wird, meistens aus den Medien stammen, geschieht vieles im häuslichen Rahmen und kann recht unterschwellig sein. Wenn Eltern sich beispielsweise über ihr eigenes Aussehen beklagen – sie hadern vielleicht mit ihrem Gewicht oder setzen sich jeder faden Diät aus –, überträgt sich diese Botschaft auch auf das Kind. In einer recht aktuellen Studie hatten schon einige vierjährige Mädchen den Wunsch geäußert, dünner zu sein – was bei den Mädchen sehr viel wahrscheinlicher war, deren Mütter eine Diät machten. *Vierjährige!* »Bin ich auch fett?«, werden diese sich fragen. In einer anderen Studie war sage und schreibe ein Drittel aller 13-jährigen Mädchen »bestürzt/verzweifelt über ihr Gewicht und ihre Figur«.

Diese ganze Fixierung auf das Gewicht kann gefährlich sein, sogar verhängnisvoll – die Verbreitung von Essstörungen unter Jugendlichen, besonders bei Mädchen, ist der beste Beweis. Der intensive Wunsch nach Schlanksein kann auch Stoff für schwarzen Humor sein. So schreibt Dr. Glenn A. Gaesser, der Leiter des Healthy Lifestyle Research Center (übersetzt »Zentrum zur Untersuchung eines gesunden Lebensstils«, Anm. d. Red.) an der Arizona State University: »Mehr als die Hälfte der untersuchten 12- bis 18-Jährigen würde lieber von einem LKW überfahren werden, als dick zu sein.« *Von einem LKW überfahren.*

Es ist keine Überraschung, dass unsere Adipositas-Epidemie, gepaart mit dem extremen Fokus auf das äußere Erscheinungsbild, dem besonders grausamen und alles anderen als hilfreichen Trend des »Fat Shaming« Futter gibt (»Fat Shaming« bedeutet so viel wie »Negative Einstellung in der Gesellschaft gegenüber Übergewichtigen«, Anm. d. Red.). Zu all dem emotionalen Stress und der Diskriminierung, die der Betroffene erfährt, kommt noch, dass niemand dadurch veranlasst wird, tatsächlich Gewicht zu verlieren. Auch wenn es gut gemeint ist, geht es in der Regel nach hinten los. So waren von den über 6000 Übergewichtigen in einer Studie aus Florida diejenigen sehr viel mehr gefährdet, eine echte Adipositas zu entwickeln, wenn sie auf irgendeine Weise wegen ihres Gewichts diskriminiert wurden.

Selbst wenn Sie von verletzenden Kommentaren zu Ihrem Gewicht verschont bleiben, können Sie »Fat Shaming« erleben, beim Blick in den Spiegel entsetzt oder beim Anprobieren von Kleidung hoffnungslos und frustriert sein. Sie vermuten vielleicht, dass Scham, egal ob durch andere oder Sie selbst verursacht, zu Gewichtsverlust führen könnte und Ihnen den Tritt in den Hintern beschert, den Sie brauchen. Doch es gibt keine Hinweise, die darauf hindeuten. Natürlich beschließen manche Menschen ganz von selbst abzunehmen, wenn sie den Hosenknopf nicht mehr zubekommen. Doch den eigenen Körper zu hassen oder allein schon, überkritisch zu sein, ist bei der Buddha-Diät nicht hilfreich. Auch bei keiner anderen Diät. Deshalb ist es eher unrealistisch, darauf zu hoffen.

Um abzunehmen, ist die Gesundheit ein besseres Argument als das Aussehen.

Lieben und würdigen Sie Ihren Körper

Es klingt zwar widersprüchlich, aber Sie sollten Ihren Körper lieben, bevor Sie ihn verändern. Warum? Weil diese veränderte Denkweise Ihre Chancen erhöht. Es gibt Hinweise darauf, dass schon ein geringer Gewichtsverlust die Körperwahrnehmung zum Positiven hin verändern kann. Es ist so, als ob wir durch diesen kleinen Fortschritt bereits erkennen, dass unser Körper nicht unser Feind ist. Diese positive Haltung macht das Abnehmen und das Halten des Gewichts leichter. Ein verbessertes Körperbild hilft auch dabei, emotionales Essen im Zaum zu halten. Wenn Sie damit beginnen, Ihren Körper wieder mehr zu lieben, werden Sie auch in stressigeren Zeiten besser für ihn sorgen.

Es gibt ein berühmtes Zitat aus dem Paulusbrief an die Korinther, dass unsere Körper Tempel sind. Denken Sie darüber nach. Wenn Ihr Körper ein Tempel ist, sollte er dann nicht gut behandelt werden – verehrt und gewürdigt? Warum bloß beschmutzen wir ihn dann täglich?

Diese Einstellung wird zur Praxis. Fragen Sie sich aber selbst einmal, ob Sie eine wunderschöne Kirche, einen Tempel, ein Nationaldenkmal oder einen Park besuchen und ihn währenddessen vermüllen. Würden Sie sich an den Rand des Grand Canyon stellen und ihren Abfall runterwerfen? Wir denken nicht. Doch das ist es im Grunde, was Sie täglich tun. Sie vermüllen und beschmutzen das wahre Haus, den wahren Tempel, der Sie zum Atmen befähigt. Es ist ein Körper, der eine Menge zu Ihren Gunsten tut. Sie sollten ihm das freundlicher vergüten. Denken Sie an all das, für das Sie dankbar sind. All die Dinge, die Ihr Körper schon für Sie getan hat und weiterhin für Sie tun wird. Vielleicht hat er Kinder ausgetragen oder sich nach einem schweren Unfall oder einer Verletzung selbst geheilt. Vielleicht klettert er auf hohe Berge und rettet Kinder, die dem Ball auf die Straße hinterherrennen. Ihr Körper tut Bemerkenswertes, jeden Tag.

Wie wir schon im letzten Kapitel beschrieben haben, brachte Buddha seinen Schülern bei, auf ihren Körper zu meditieren, ihren Körper zu *erleben* – den *ganzen* Körper – mit jedem Atemzug. Wir haben nur diesen einen Körper. Er wird nicht für ewig existieren. Alles, was wir im Leben schaffen – vom Zubereiten einer Mahlzeit bis zum Erlangen der Erleuchtung –, machen wir über unseren Körper, den wir besitzen. Wie der große japanische Zen-Meister Eihei Dogen sagte: »Der lebendige Körper des heutigen Tages ist ein zu verehrender lebendiger Körper.« Genau jetzt ist Ihre Lebenszeit, sie ist voll mit Geschenken und Erfahrungen. Versuchen Sie, sich an die Momente zu erinnern, in denen Sie davon, wie Ihr Körper funktioniert hat, geradezu überwältigt waren, und überlegen Sie sich, wie Sie das am besten zurückgeben können. Es geht nicht darum, dass Sie nie wieder Junkfood essen dürfen. Sie dürfen das. Aber behandeln Sie Ihren Körper wie einen guten Freund. Sie werden feststellen, dass Ihre Motivation steigt, ihn mit besserer Nahrung zu versorgen und das somit unbeschränkte Wann-und-was-auch-immer-Gefuttere dahinschmilzt.

Kapitel 22: Wie Buddha leben

Buddha war kein Diät-Guru, er sprach nicht darüber, wie Achtsamkeit beim Abnehmen, beim In-Form-Kommen oder beim Stressabbau hilft. Er wünschte, dass wir uns einem höheren Ziel als diesem zuwenden. Er predigte das, was er als ganz neuen Weg empfand, basierend auf seinem neuartigen »Mittleren Weg«, von dem er sagte: »Er gibt der Vision Aufschwung, er gibt dem Wissen Aufschwung, er führt zum Frieden, zum unmittelbaren Wissen, zur Erleuchtung« und letztlich zum Nirwana.

Er würde nicht mit unserem Ziel, Kilos zu verlieren, einverstanden sein. Er wollte, dass wir Gier, Hass und Irrglauben verlieren.

Viele Buddhisten freuen sich darüber, dass Achtsamkeit heute eine so breite Akzeptanz in der westlichen Welt erfährt. Wie ein Mönch und buddhistischer Schüler schrieb: »Die Arbeit von Psychotherapeuten ist sehr viel anerkennenswerter, wenn diese aus der buddhistischen Achtsamkeitspraxis schöpfen können, um Menschen beim Überwinden von Ängsten und Kummer zu helfen.« Doch dem Abkoppeln der Achtsamkeit von den übrigen Lehren Buddhas stehen andere dagegen skeptisch gegenüber, teilweise sogar ablehnend. Ein kritischer Beobachter merkt an: »Der Achtsamkeit wird heutzutage eine beträchtliche Begeisterung entgegengebracht, solange sie nicht droht, uns weise zu machen.« Die Kritiker argumentieren damit, dass Achtsamkeit ohne den Kontext aller anderen Lehren Buddhas schnell missverstanden werden kann.

Wie aber war dieser Kontext?

Buddhas Lehren: der achtfache Weg

Buddha sprach schon in seiner allererersten Lektion nach seiner Erleuchtung über Achtsamkeit. Er sprach zu einer kleinen Gruppe wandernder Asketen, die sich in einem Hirschpark nahe der Stadt Sarnath in Nordwestindien versammelt hatten. Sein Hauptaugenmerk lag sofort auf seinem Mittleren Weg zwischen den »ungünstigen« Extremen der Selbstgeißelung und der reinen Sinnesfreude. Achtsamkeit erwähnte er auch, doch sie war nur ein Teil seines achtfachen Weges, von dem alle Teile gemeinsam praktiziert werden müssen. Es gab sieben weitere. Natürlich müssen wir das praktizieren, was er die »echte Achtsamkeit« nannte. Doch wir brauchen ebenso rechte Anschauung, rechte Gesinnung, rechte Rede, rechtes Handeln, rechten Lebensunterhalt, rechtes Streben und rechtes Sichversenken. Die Achtsamkeit kam erst gegen Ende, zwischen Streben und Sichversenken.

Diese acht Lehren sehen nicht nur nach viel aus, was man sich merken muss; sie sind es auch. Buddha hatte verschiedene Arten, wie er diesen achtfachen Weg zusammenfasst, beispielsweise in die drei Hauptkategorien Weisheit (Anschauung und Gesinnung), Sittlichkeit (Rede, Handeln und Lebensunterhalt) und Meditation (Streben, Achtsamkeit und Sichversenken). Doch es führt kein Weg an der Tatsache vorbei, dass es praktisch alles umfasst. Wie man spricht, wie man handelt, wie man arbeitet – alles zählt. Es geht nicht nur um das, was man während der Meditation tut. Es geht nicht nur darum, achtsam zu sein. Es geht um alles.

Warum sollten wir all dies tun? Nicht, weil Buddha das so wollte. Und natürlich auch nicht, weil wir Ihnen das vorschreiben. Buddha übermittelte nicht die Befehle eines Gottes oder eines höheren Wesens. Er teilte seine eigene Erfahrung, wie man sich vom Leiden befreit. Er beschrieb es als naturgegebenes Gesetz. Ein bisschen so, wie Newton die Entdeckung der Schwerkraft beschrieb. Zwei Objekte ziehen sich nicht etwa deshalb im Verhältnis ihrer Masse an, weil das irgendwer so verfügt hätte – sie *tun* es einfach, denn das ist die Art und Weise, in der das Universum eben funktioniert. Die Schwerkraft hat schon vor Newton existiert und würde ebenso existieren, wenn er sie niemals entdeckt hätte. Über seinen achtfachen Weg dachte Buddha ebenso. Wenn wir »mit friedfertigem Geist reden oder handeln«, sagte er, »dann folgt das Glück«. Das tut es einfach.

Sie sollten also das »Rechte« tun, denn das ist es, was das Leiden in der Welt verringert. Alles, von dem wir wissen, dass es falsch ist – Lügen, Betrügen, Stehlen, Töten –, verursacht Leid. Und Buddha ging noch einen Schritt weiter. Eine unmoralische Handlung erzeugt nicht nur Leid – eine Handlung wird auch dann unmoralisch, *weil* sie Leid erzeugt.

Doch verlassen Sie sich nicht nur auf seine Worte – probieren Sie es selbst aus. Mord natürlich nicht. Aber was ist mit Lügen? Jeder hat das schon getan. Und wie ging es aus? Vielleicht nicht allzu gut. Und es geht nicht nur um das Belügen anderer – was ist mit dem Sich-selbst-Belügen? Auch das hat jeder schon getan. Ein Desaster. Zuerst fühlt es sich vielleicht ganz gut an, aber auf lange Sicht verursacht es Leid.

Nebenbei: Das ist es, was die Buddhisten unter *Karma* verstehen. »Karma« ist der Begriff Buddhas für sein natürliches Gesetz von Ursache und Wirkung. Der Dalai Lama erklärt es folgendermaßen: »Wenn Sie gut handeln, dann werden die Dinge gut. Wenn Sie schlecht handeln, werden sie schlecht.«

Buddha ging mehr ins Detail. Wie schon an früherer Stelle erwähnt, hatte er über 200 detaillierte Regeln für Mönche und Nonnen. Für Laien deckte er die Grundlagen ab: kein Töten, kein Stehlen, kein Lügen, keine sexuellen Verfehlungen – Letzteres definierte er nicht weiter, doch wir nehmen an, dass wir es im Zweifel erkennen würden.

Doch diese Regeln kratzen gerade mal an der Oberfläche. Für Buddha bedeutete »rechtes« Leben, so zu leben, dass Leiden generell vermindert wird – für sich selbst, aber auch für andere. Immer. Das ist eine große Aufgabe und bedeutet, dass wir jede Handlung vorher überdenken müssen. »Rechtes Reden« beispielsweise heißt nicht nur, Dinge zu sagen, die wahr sind – auch wenn das ein Teil davon ist. Wir sollten auch nur das Nötige sagen und nur das, was freundlich ist.

Auf einen Nenner gebracht ist es das, worum es im Buddhismus geht: über die Konsequenzen jeder Handlung nachzudenken und immer die Handlung zu wählen, die Leid verringert. Deshalb sagte der Dalai Lama: »Meine wahre Religion ist Freundlichkeit.«

Funktioniert das auch? Können wir uns und andere wirklich vom Leiden befreien?

Ja und nein. Wenn uns etwas Schmerzhaftes widerfährt, dann fühlen wir nicht nur den unmittelbaren Schmerz, sondern haben auch Gefühle *über* den Schmerz, wie Traurigkeit, Ärger oder Bereuen. Wir haben also zwei unerfreuliche Gefühle gleichzeitig – ein körperliches und ein mentales. Buddha beschreibt, es sei, wie von zwei Pfeilen gleichzeitig niedergestreckt worden zu sein. Den ersten Pfeil können wir nicht verhindern – Schmerz *schmerzt*, ob wir wollen oder nicht. Doch der zweite Pfeil ist unsere eigene Entscheidung.

In der buddhistischen Praxis geht es darum, diesen zweiten Pfeil zu vermeiden – ihn nicht abzuschießen und nicht von ihm getroffen zu werden. Vielleicht müssen Sie einem Freund eine schlechte Nachricht überbringen oder einem Mitarbeiter ehrliche Kritik übermitteln. Der Person, die die Nachricht bekommt, kann das wehtun, so wie der erste Pfeil. Doch wir können selbst schmerzhafte Worte mit Freundlichkeit sagen. Wir müssen mit unserer Art zu reden keinen zweiten Pfeil abschießen.

Freundlich zu sein, ist nicht immer leicht. Niemand kann immerzu liebenswürdig sein. Doch Freundlichkeit zählt.

Vergessen Sie auch nicht, dass diese Freundlichkeit auch für Sie selbst gilt. Sie sind ein empfindungsfähiges Wesen, das Mitgefühl verdient. Buddhas Weg ist nicht dazu ausgelegt, einfach zu sein. Fortgeschrittene Schüler verbringen täglich viele Stunden mit Meditation, was selbst für erfahrene Praktizierende eine physische und psychische Herausforderung ist. Doch brutal sollte es niemals sein. Es geht wie immer um den Mittelweg. Nehmen Sie sich nicht selbst aus der Verantwortung, indem Sie Abkürzungen nehmen. Aber geißeln Sie sich auch nicht, wenn Sie hin und wieder einmal ins Straucheln kommen.

Der Zen-Meister Eihei Dogen schrieb: »Den Weg Buddhas zu studieren heißt, sich selbst zu studieren.« Genau das tat auch Buddha in seinen Jahren als umherziehender Asket – er studierte sich selbst und versuchte herauszufinden, welche Übungen für ihn funktionierten und welche nicht. Bei der Buddha-Ernährung sollen Sie genau das tun. Sie werden in gewisser Weise Ihr eigener Data Scientist, indem Sie beobachten, was beim Essen für Sie möglich ist und was nicht. Und das gilt auch für alle anderen Aspekte im Leben. Es wird ein bisschen Herumprobieren nötig sein, um herauszufinden, was eher Leid verursacht und was es mindert. Doch ohne dass Sie dem Aufmerksamkeit schenken, wird das nicht gelingen. Das ist der Kern von Buddhas Lehre: allen Handlungen und ihren Konsequenzen Aufmerksamkeit zu schenken.

Die nächste Zeile, die Meister Dogen schrieb, ist in mancher Hinsicht noch interessanter:»Das Selbst zu studieren bedeutet, das Selbst zu vergessen.« Denn ab einem bestimmten Punkt wird dieses Aufmerksamkeitschenken zur zweiten Natur. Der Dalai Lama ist nicht deshalb freundlich, weil er es sein möchte. Er ist freundlich, weil er das sein muss – denn er schenkt seinen Handlungen und den Konsequenzen permanent Aufmerksamkeit. Wenn Sie nicht sehen, wo Sie hintreten, ist es einfach, auf einen Käfer oder eine Schnecke zu treten. Es wird schwerer, wenn Sie sie vorher sehen.

Mit der Zeit wird unser Reden ganz selbstverständlich zu echtem Reden, denn wir sind den Konsequenzen unserer Worte gegenüber aufmerksam. Unser Lebensunterhalt wird zum rechten Lebensunterhalt, denn wir sind dem gegenüber aufmerksam, wie unsere Arbeit sich auf unser Umfeld auswirkt. Und so weiter. Auch unser Essverhalten wird rechtes Essverhalten, weil wir ganz selbstverständlich darauf achten, wann und was wir essen, wie es unseren Körper beeinflusst und vielleicht auch den Planeten. Achtsamkeit wird zur zweiten Natur.

In anderen Worten: Wir wachen auf.

Kapitel 23: Nicht wie Buddha leben

Ein paar Dinge über Buddha haben wir Ihnen bisher vorenthalten. Nicht so tolle Dinge. Es wäre uns lieber, Sie müssten es nicht durch dieses Buch erfahren.

Als Siddhartha sein Zuhause verließ, um die Erleuchtung zu suchen, war er kein Single. Er war 29 Jahre alt und bereits verheiratet. Ein paar Tage bevor er ging, hatten seine Frau und er gerade einen Sohn bekommen. Doch das hat ihn nicht mit häuslichem Glück erfüllt. Er nannte seinen Sohn Rahula, was üblicherweise mit »Fessel« oder »Bremse« übersetzt wird. Umgangssprachlich würden wir von »Sträflingskugel« sprechen. Denken Sie mal darüber nach. Siddhartha klagte nicht vor seinen Freunden über Frau und Kind, die ihn aufhielten – er nannte seinen Sohn »Sträflingskugel«.

Dann verließ er sie. Er machte sich eines Nachts ohne Vorwarnung aus dem Staub. Etwas am Familienleben war für ihn nicht kompatibel mit seiner Suche nach der Wahrheit. Es heißt, er sei hineingeschlichen und habe noch einen letzten Blick auf das Baby – sein Baby – geworfen, bevor er verschwand. Vielleicht dachte er daran, zu bleiben, aber er tat es nicht. Und es ist nicht sicher, ob er seiner betrogenen Frau noch irgendetwas sagte – die, wohlgemerkt, in derselben Woche ein Kind geboren hatte. Doch was hätte er sagen können? »Es liegt nicht an dir, es liegt an mir«? Selbst vor 2000 Jahren mag das nicht besonders überzeugend geklungen haben.

Mit anderen Worten: Bevor er der Erwachte, der Erleuchtete, der von der ganzen Welt verehrte große Weise wurde, war Buddha so etwas wie ein Drecskerl.

Das ist eine der wichtigen Lektionen des Buddhismus. Buddha war kein Gott, auch wenn die Botschaft in späteren Nacherzählungen etwas unklar wurde. Er war kein Supermensch. Er war nicht perfekt. Er machte Fehler, wie wir alle. Und nicht nur kleine Fehltritte. Er machte ein paar richtig dicke Fehler.

Letzten Endes konnte Buddhas Familie ihm verzeihen. Seine Frau wurde sogar eine seiner ersten Nonnen. Anfangs akzeptierte Buddha nur Männer als seine Schüler, aber vermutlich lenkte er ein, als er seine anfängliche Ablehnung als einen weiteren Fehler erkannte. Auch sein Sohn, Rahula, wurde aufgenommen. Von beiden heißt es, sie hatten über Buddhas Weg die Erleuchtung erfahren.

Buddha selbst vergaß seine Unvollkommenheit nie. Er beanspruchte niemals, besser zu sein, als er war. In seiner letzten Ansprache sagte er seinen Mönchen, dass sich alles verändert, nichts für immer besteht, und sie seine Lektionen so adaptieren sollen, wie sie sie brauchen. Nichts war in Stein gemeißelt. Und von jeher, seit all den Jahrhunderten, nahmen seine Anhänger ihn beim Wort. Als der Buddhismus nach China hinüberschwappte, wo das Klima kälter ist, trugen die Mönche und Nonnen nicht länger die leichten, fließenden Gewänder, auf die Buddha im tropischen Indien bestand, sondern wählten etwas Praktischeres – im Grunde graue Pyjamas in vielen Schichten. Als der Buddhismus Japan erreichte, ließen einige Sekten die Vorschrift fallen, zölibatär zu leben, und erlaubten das Heiraten. In der westlichen Welt sind viele buddhistische Gruppierungen dazu übergegangen, Männer und Frauen gleichzustellen – etwas, das Buddha zu Lebzeiten nicht für denkbar gehalten hätte –, und erkennen gleichgeschlechtliche Verbindungen für Laien und für Ordinierte vollständig an.

Auch nicht alle buddhistischen Mönche folgen heutzutage den Essensregeln. In vielen Ländern essen die Mönche zu Abend, auch wenn es nur ein kleines, einfaches Essen ist. In einem Tempel in San Francisco beispielsweise will es die Tradition, dass nur Reste serviert werden, sodass am Nachmittag keine ganzen Mahlzeiten mehr zubereitet werden.

Behalten Sie das im Hinterkopf. Die Dinge ändern sich. Wir probieren etwas aus und lernen aus unseren Fehlern. Was für den einen zu einer Zeit und einem Ort passt, funktioniert für einen anderen vielleicht nicht. Das Leben ist ein Experiment. Sie müssen beim Experimentieren bleiben.

Buddhas letzte Worte sollen wie folgt gelautet haben: »Arbeite hart und finde deine eigene Erlösung.« Und das klingt ziemlich richtig.

Kapitel 24: Darüber hinaus

Einer der Vorteile der Buddha-Diät ist der, dass man keine großartige Ausrüstung oder Zubehör braucht. Einiges aber ist ganz hilfreich:

Eine Körperwaage: Wir empfehlen, in eine gute Waage zu investieren – und wir lieben diese vernetzten Geräte, bei der das Gewicht direkt auf das Smartphone übermittelt wird.

Fitness-/Gesundheits-Apps: Es gibt eine Vielzahl an Fitness-Apps, mit denen man seine Gewichtsentwicklung über die Zeit verfolgen kann.

Komposteimer: Ein guter Komposteimer, der einfach zu reinigen ist, ist eine gute Investition. Wenn Sie draußen nicht viel Platz haben, reicht ein entsprechender Eimer in der Küche, unter dem Spülbecken. Erinnern Sie sich, dass Sie keine Mülltonne sein wollen, wenn Sie schon satt sind. Lesen Sie noch mal das Kapitel »Auf die Hüften oder in die Tonne« (S. 114), wenn Sie hier noch mal eine Auffrischung brauchen.

Und das ist wirklich schon alles.

Nun wissen Sie alles über die Grundlagen der Buddha-Diät. Hoffentlich sind Sie schon dabei und genießen die Veränderungen Ihres Körpers und Ihres ganzen Lebens. Was kommt als Nächstes? Wenn Sie daran interessiert sind, mehr über manche Themen zu erfahren, die wir in diesem Buch angerissen haben, können Sie sich in den folgenden Büchern genau erkundigen. Natürlich gibt es jede Menge Fitness- und Gesundheitsbücher und ebenso eine breite Palette an Büchern über Buddhismus. Dies hier sind nur ein paar erste Vorschläge. Eine von Buddhas Lektionen lautet: Man hat alles, was man braucht. Der nächste Schritt liegt an Ihnen.

Bücher über Buddha, Buddhismus und Meditation

»Die Lehren Buddhas« von Jack Kornfield: Wie schon in der Einleitung erwähnt, sind die ursprünglichen buddhistischen Niederschriften lang, sehr lang. Tausende von Seiten. Kornfield und Fronsdale – beide selbst buddhistische Lehrer – haben Buddhas erleuchtendste Worte in diesem schönen kleinen Buch zusammengestellt.

»Buddhismus für Ungläubige« von Stephen Batchelor: Batchelors Ziel ist es, die buddhistischen Lehren von sektiererischen Bedeutungen zu befreien und eine neue Vision des Buddhismus für die moderne Welt zu kreieren. Wenn Sie zu den Menschen gehören, die wenig Geduld für alles allzu »Spirituelle« haben, ist dies das beste Buch für Sie.

»Zen-Geist, Anfänger-Geist« von Shunryu Suzuki: Der Stil von Shunryu Suzuki, dem japanischen Meister, der in den 1960er-Jahren das San Francisco Zen Center gründete, ist sehr einfach und direkt – er ist der prominenteste Befürworter des »Nur sitzen«, ohne viel Brimborium und Kompliziertheit.

»Die Praxis der Achtsamkeit« von Bhante Guntaratana: Die älteste noch praktizierte Schule des Buddhismus ist die der Theravada und dieses Buch des burmesischen Meisters ist eine großartige Einführung in den »Einsichts«-Stil der Meditation. Einsichtsmeditation kann etwas technischer sein als Zen-Meditation, daher ist dieses Buch detailreicher und enthält mehr Erklärungen.

»How to Practice: The Way to a Meaningful Life« von seiner Heiligkeit dem Dalai Lama

Hinweis: Jeder buddhistische Zweig hat seine eigenen Überzeugungen und Praktiken – und seine ganz eigene Atmosphäre. Drei von ihnen haben teilweise im Westen Popularität erlangt (Zen, Theravada und Tibetisch). Wenn Sie sich also entschließen, sich den Buddhismus anzueignen, wird es ziemlich wahrscheinlich einer dieser drei Stile sein.

Danksagung

Einige wunderbare Menschen haben dieses Buch möglich gemacht. Zuerst sind wir unseren Familien dankbar für ihre Ermutigung und Unterstützung. Unser Dank gilt auch unseren Freunden Dr. Matthew Baggott, der uns in die wissenschaftliche Literatur zu zeitbegrenzten Diäten einführte, und Jennifer Wright, die ihre eigenen Einblicke in Diäten und Ernährung generell mit uns teilte. Dank an Dr. Mark Mattson für das Lesen eines frühen Entwurfs unseres Buches und für seinen weisen Rat. Wir sind Laura Dal, unserer Agentin, dankbar, die unser Buch von Beginn an vom ersten fünfseitigen Entwurf vertrat ,und Jennifer Kasius, unserer Lektorin bei Running Press, die es zu dieser endgültigen Form führte. Ihre Begeisterung war ansteckend.

Dieses Buch wäre ohne Dr. Satchin Pandas Hintergrundrecherche beim Salk Institute nicht möglich gewesen. Nicht nur seine Erkenntnisse waren unschätzbar, sondern auch seine Freundlichkeit und Großzügigkeit, die er uns zuteilwerden ließ, gingen weit über unsere Erwartungen hinaus. Und zuletzt danken wir Buddha, der all das vor langer Zeit herausgefunden und uns beide auf unserem Weg inspiriert hat.

Service

Literaturverzeichnis nach Reihenfolge der verwendeten Quellen im Buch

Bhikku Nanamoli, *The Life of the Buddha* (Onalaska, WA: BPS Pariyatti Editions, 1992), 18

Karen Armstrong, *Buddha* (New York, NY: Penguin Group, 2001), 63

Robert E. Buswell Jr. and Donald S. Lopez Jr., *The Princeton Dictionary of Buddhism* (Princeton, NJ: Princeton University Press, 2014), 817

Mohan Wijayaratna, *Buddhist Monastic Life* (Cambridge: Cambridge University Press, 1990), 71

Thanissaro Bhikkhu, *The Buddhist Monastic Code* (Valley Center, CA: Metta Forest Monastery, 1994), 362

Wijayaratna, *Buddhist Monastic Life*, 181

Bhikkhu Bodhi, *The Numerical Discourses of the Buddha* (Somerville, MA: Wisdom Publications, 2012), 1180

Tapan Mehta, »Obesity and Mortality: Are the Risks Declining? Evidence from Multiple Prospective Studies in the U.S.« Obesity Review 15, no. 8 (Aug. 2014): 619–29. doi:10.1111/12191

Amandine Chaix et al., »Time-Restricted Feeding Is a Preventative and Therapeutic Intervention against Diverse Nutritional Challenges,« Cell Metabolism 20, no. 6 (2014): 991–1005. doi:10.1016/j.cmet.2014.11.001

Luigi Fontana and Frank B. Hu, »Optimal Body Weight for Health and Longevity: Bridging Basic, Clinical, and Population Research.« Aging Cell 13, no. 3 (June 2014): 391–400. doi:10.1111/acel.12207

Tapan Mehta, »Obesity and Mortality: Are the Risks Declining? Evidence from Multiple Prospective Studies in the U.S.« Obesity Review 15, no. 8 (Aug. 2014): 619–29. doi:10.1111/12191

Avi Dor, Christine Ferguson, Casey Langwith, and Ellen Tan, »A Heavy Burden: The Individual Costs of Being Overweight and Obese in the United States« (research report, The George Washington University, School of Public Health and Health Services, Department of Health Policy, Sep 21, 2010).
http://hsrc.himmelfarb. gwu.edu/sphhs_policy_facpubs/212/

Gallup News Service, »Gallup Poll Social Series: Health and Healthcare,« November 7–10, 2013

Bhikkhu Nanamoli and Bhikkhu Bodhi, *The Middle-Length Discourses of the Buddha* (Sommerville, MA: Wisdom Publications, 1995), 134

Walpola Rahula, *What the Buddha Taught* (New York, NY: Grove Press, 1974), 8

Bhikku Bodhi, *In the Buddha's Words* (Sommerville, MA: Wisdom Publications, 1974), 98

Zum Beispiel in Marion Nestles Besteller *What to Eat*: »Wenn es ums Abnehmen geht, zählen die Kalorien.« Doch es gibt viele weitere Beispiele. Marion Nestle, *What to Eat* (New York, NY: North Point Press, 2007), 283

Gary Taubes zitiert viele Beispiele von Studien mit demselben Ergebnis: »Weniger essen funktioniert nicht länger als wenige Monate, wenn überhaupt« Gary Taubes, *Why We Get Fat* (New York, NY: Anchor, 2011), 36

Robert H. Lustig, *Fat Chance: Beating the Odds against Sugar, Processed Food, Obesity, and Disease* (New York, NY: Plume, 2013), 81

Taubes, *Why We Get Fat*, 115

Robert H. Lustig et al., »Isocaloric Fructose Restriction and Metabolic Improvement in Children with Obesity and Metabolic Syndrome,« Obesity (Feb. 2015). doi:10.1002/oby.21371 (siehe beispielsweise auch: *The Sugar Detox* von Brooke Alpert und Patricia Farris, *Fat Chance* von Robert Lustig und *Eat Bacon, Don't Jog* von Grant Petersen.)

Mark P. Mattson et al., »Meal Frequency and Timing in Health and Disease.« PNAS 111, no. 47 (November 25, 2014): 16648. doi:10.1073/pnas.1413965111

Gary Taubes, *Good Calories, Bad Calories* (New York, NY: Anchor, 2008), 250

Steven W. Lichtman et al., »Discrepancy between Self-Reported and Actual Caloric Intake and Exercise in Obese Subjects,« New England Journal of Medicine 327, no. 27 (Dec. 31, 1992): 1893–98. doi:10.1056/NEJM199212313272701

Megan A. McCrory et al., »Eating Frequency and Energy Regulation in Free-Living Adults Consuming Self-Selected Diets,« Journal of Nutrition 141, no. 27 (2011), 148–153. doi:10.3945/ jn.109.114991

Sarah Shaw (Übersetzung), »The Story of the Hare,« in The Jātakas: Birth Stories of the Bodhisatta (New York: Penguin Books, 2006), 114–121

Thanissaro Bhikkhu, *Dhammapada: A Translation* (Valley Center, CA: Metta Forest Monastery, 2011), 67

Megumi Hatori et al., »Time-Restricted Feeding without Reducing Caloric Intake Prevents Metabolic Diseases in Mice Fed a High-Fat Diet,« Cell Metabolism 15, no. 6 (June 6, 2012): 848–60. doi:10.1016/j.cmet.2012.04.019

Amandine Chaix et al., »Time-Restricted Feeding Is a Preventative and Therapeutic Intervention against Diverse Nutritional Challenges,« Cell Metabolism 20, no. 6 (Dec. 2, 2014): 991–1005. doi:10.1016/j.cmet.2014.11.001

James D. LeCheminant et al., »Restricting Night-Time Eating Reduces Daily Energy Intake in Healthy Young Men: A Short-Term Cross-Over Study,« British Journal of Nutrition 110, no 11 (Dec. 14, 2013): 2108–13. doi:10.1017/S0007114513001359

Kim S. Stote et al., »A Controlled Trial of Reduced Meal Frequence without Caloric Restriction in Healthy, Normal-Weight, Middle-Aged Adults,« American Journal of Clinical Nutrition 85, no. 4 (April 2007): 981–8

Shubhroz Gill and Satchidananda Panda, »A Smartphone App Reveals Erratic Diurnal Eating Patterns in Humans that Can Be Modulated for Health Benefits,« Cell Metabolism 22, no. 5 (Nov. 3, 2015): 789–798. doi:10.1016/j.cmet.2015.09.005

Gill and Panda, »Smartphone App,« 1–10. (siehe Kapitel 3, Nummer 39)

Mark P. Mattson et al., »Meal Frequency and Timing in Health and Disease,« PNAS, 111, no. 47 (Nov. 25, 2014): 16647. doi:10.1073/pnas.1413965111

Daniela Jakubowicz et al., »High Caloric Intake at Breakfast vs. Dinner Differentially Influences Weight Loss of Overweight and Obese Women,« Obesity 21, no. 12 (Dec. 2013): 2504–12. doi:10.1002/oby.20460

Andrew W. McHill et al., »Impact of Circadian Misalignment on Energy Metabolism During Simulated Nightshift Work,« Proceedings of the National Academy of Science 111, no. 48 (Dec. 2, 2014): vol. 7302–17307. doi:10.1073/pnas.1412021111

Gill and Panda, »Smartphone App,« 1–10. (siehe Kapitel 3, Nummer 39)

Grant Petersen, *Eat Bacon, Don't Jog*. (New York, NY: Workman Publishing, 2014), 7

Zum Beispiel: Kim S. Stote et al., »Controlled Trial,« 981–88. (siehe Kapitel 3, Nummer 8)

Amanda M. Czerniawski, »From Average to Ideal: The Evolution of the Height and Weight Table in the United States, 1836–1943,« Social Science History 31, no. 2 (Summer 2007): 273–296. doi:10.1215/01455532-2006-023

Kate Crawford, Jessa Lingel, and Tero Karppi, »Our Metrics, Ourselves: A hundred Years of Self Tracking from the Weight Scale to the Wrist Wearable Device,« European Journal of Cultural Studies 18, no. 4–5 (Aug.–Oct. 2015): 479–96. doi:10.1177/1367549415584857

Yaguang Zheng et al., »Self-Weighing in Weight Management: A Systematic Literature Review,« Obesity 23, no. 2 (Feb. 2015): 256–65. doi:10.1002/oby.20946

Jeffrey J. VanWormer et al., »Self-Weighing Frequency Is Associated with Weight Gain Prevention over Two Years among Working Adults,« International Journal of Behavioral Medicine. 19, no. 3 (September 2012): 351–58. doi:10.1007/s12529-011-9178-1

Rena R. Wing et al., »A Self-Regulation Program for Maintenance of Weight Loss,« New England Journal of Medicine 355, no. 15 (Oct. 12, 2006): 1563–71. doi:10.1056/NEJMoa061883

Meghan L. Butryn et al., »Consistent Self-Monitoring of Weight: A Key Component of Successful Weight Loss Maintenance,« Obesity. 15, no. 12 (December 2007): 3091. doi:10.1038/oby.2007.368

Clément Rosset, *Loin de moi. Etude sur l'identité* (Paris, France: Editions de Minuit, 2001), 85–86

Viele Beispiele bei Peter Menzel und Faith D'Aluisio, *What I Eat: Around the World in 80 Diets* (Emeryville, CA: Ten Speed Press, 2010)

Adam Drewnowski et al., »Sweetness and Food Preference,« Journal of Nutrition 142, no. 6 (May 9, 2012): 1142S–48S. doi:10.3945/jn.111.149575

Michael Moss, *Salt Sugar Fat* (New York, NY: Random House, 2014), 10

Julie A. Mennella et al., »Evaluation of the Monell Forced-Choice, Paired-Comparison Tracking Procedure for Determining Sweet Taste Preferences across the Lifespan,« Chemical Senses 36, no. 4 (2011): 345–55. doi:10.1093/chemse/bjq134

M. Yanina Pepino and Julie A. Mennella, »Habituation to the Pleasure Elicited by Sweetness in Lean and Obese Women,« Appetite. 58, no. 3 (June 2012): 800–05. doi:10.1016/j.appet.2012.01.026

Erica M. Schulte, Nicole M. Avena, and Ashley N. Gearhardt, »Which Foods May Be Addictive? The Roles of Processing, Fat Content, and Glycemic Load,« PLoS ONE 10, no. 2 (February 18, 2015): e0117959. doi:10.1371/journal.pone.0117959

Kevin J. Acheson et al., »Protein Choices Targeting Thermogenesis and Metabolism,« American Journal of Clinical Nutrition 93, no. 3 (March 2011): 525–34. doi:10.3945/ajcn.110.005850

Abdou Himaya et al., »Satiety Power of Dietary Fat: a New Appraisal,« American Journal of Clinical Nutrition 65, no. 5 (May 1997): 1410–18

Joanne Harrold et al., »Satiety Effects of a Whole-Grain Fibre Composite Ingredient: Reduced Food Intake and Appetite Ratings,« Food & Function 5, no. 10 (October 2014): 2574–2581. doi:10.1039/c4fo00253a

Corinne Marmonier et al., »Snacks Consumed in a Nonhungry State Have Poor Satiating Efficiency: Influence of Snack Composition on Substrate Utilization and Hunger,« American Journal of Clinical Nutrition 76, no. 3 (2002): 518–28

C Marmonier et al., »Snacks Consumed«

Marjet J. M. Munsters and Wim H. M. Saris, »Effects of Meal Frequency on Metabolic Profiles and Substrate Partitioning in Lean Healthy Males,« PLoS ONE 7, no. 6 (June 13, 2012): e38632. doi:10.1371/journal.pone.0038632

An Pana and Frank B. Hu, »Effects of Carbohydrates on Satiety: Differences Between Liquid and Solid Food,« Current Opinion in Clinical Nutrition and Metabolic Care 14, no. 4 (July 2011): 385–390. doi:10.1097/MCO.0b013e328346df36

Ann V. Griffth et al., »Metabolic Damage and Premature Thymus Aging Caused by Stromal Catalase Deficiency,« Cell Reports 12, no. 7 (August 18, 2015): 1071–1079. doi:10.1016/j.cel-rep.2015.07.008.

Goran Bjelakovic et al., »Mortality in Randomized Trials of Antioxidant Supplements for Primary and Secondary Prevention: Systematic Review and Meta-analysis,« JAMA 297, no. 8 (February 28, 2007): 842–857

Jonathan D. Schoenfeld and John P.A. Ioannidis, »Is Everything We Eat Associated with Cancer? A Systematic Cookbook Review,« American Journal of Clinical Nutrition 97, no. 1 (January 2013): doi:10.3945/ajcn.112.047142

Shubhroz Gill and Satchidananda Panda, »A Smartphone App Reveals Erratic Diurnal Eating Patterns in Humans that Can Be Modulated for Health Benefits,« Cell Metabolism 22, no. 5 (Nov. 3, 2015): 789–798. doi:10.1016/j.cmet.2015.09.005

David R. Just and Brian Wansink, »Fast Food, Soft Drink and Candy Intake Is Unrelated to Body Mass Index for 95 % of American Adults,« Obesity Science & Practice 1, no. 2 (2015): 126–130. doi:10.1002/osp4.14

D. Seyfort Ruegg, »Ahimsa and Vegetarianism in the History of Buddhism.« Buddhist Studies in Honour of Walpola Rahula (London, UK: Gordon Fraser, 1980), 234–241

Mohan Wijayaratna, *Buddhist Monastic Life* (Cambridge, UK: Cambridge University Press, 1990), 70

Isaline Blew Horner, *The Book of Discipline*, vol. 1 (Melksham, Wilts, UK: Pali Text Society, 1938), 296–302

Rajiv Chowdhury et al., »Association of Dietary, Circulating, and Supplement Fatty Acids With Coronary Risk: A Systematic Review and Meta-analysis,« Annals of Internal Medicine 160, no. 6 (May 6, 2014): 398–406. doi:10.7326/M13–1788

Timothy J Key, »Mortality in Vegetarians and Nonvegetarians: Detailed Findings from a Collaborative Analysis of 5 Prospective Studies,« American Journal of Clinical Nutrition 70, no. 3 Suppl. (Sept 1999): 516S–24S

»Position of the American Dietetic Association: Vegetarian Diets,« Journal of the American Dietetic Association 109, no. 7 (July 2009): 1266–1282

Paul N. Appleby et al., »The Oxford Vegetarian Study: an Overview,« American Journal of Clinical Nutrition 70, no. 3 Supply (Sept. 1999): 525S–31S

Gary E. Fraser, »Associations Between Diet and Cancer, Ischemic Heart Disease, and All-Cause Mortality in Non-Hispanic White California Seventh-day Adventists,« American Journal of Clinical Nutrition 70, no. 3 Supply (Sept. 1999): 532S–8S

Yessenia Tantamango-Bartley et al., »Vegetarian Diets and the Incidence of Cancer in a Low-risk Population,« Cancer Epidemiology, Biomarkers, and Prevention 22, no. 2 (February 2013): 286–94. doi:10.1158/1055–9965.EPI-12–1060; and Michael J. Orlich et al., »Vegetarian Dietary Patterns and the Risk of Colorectal Cancers,« JAMA Internal Medicine 175, no. 5 (May 1, 2015): 767–776. doi:10.1001/jamainternmed.2015.59

Zum Beispiel: Dagfinn Aune et al., »Red and Processed Meat Intake and Risk of Colorectal Adenomas: a Systematic Review and Meta-Analysis of Epidemiological Studies,« Cancer Causes & Control 24, no. 4 (April 2013): 611–627

»Position of the American Dietetic Association: Vegetarian Diets,« Journal of the American Dietetic Association 109, no. 7 (July 2009): 1266–1282

Vernon R. Young and Peter L. Pellett, »Plant proteins in relation to human protein and amino acid nutrition,« American Journal of Clinical Nutrition 59, no. 5 Suppl. (May 1994): 1203S–l2S

U.S. Department of Agriculture and U.S. Department of Health and Human Services. *Dietary Guidelines for Americans*, 2010, 7th Edition (Washington, DC: U.S. Government Printing Office, December 2010)

Sarah Shaw, *The Jātakas: Birth Stories of the Bodhisatta* (London, UK: Penguin Books, 2006)

Kari Hamershlag, *Meat Eater's Guide to Climate Change + Health* (Washington, DC: Environmental Working Group, 2012)

Frank Newport, »In U.S., 5 % Consider Themselves Vegetarians,« Gallup (July 26, 2012). www.gallup.com/le/poll/156224/Vegetarian_Vegan_120726.pdf

Kari Hamershlag, *Meat Eater's Guide to Climate Change + Health* (Washington, DC: Environmental Working Group, 2012)

Rupert Gethin, *Sayings of the Buddha: A selection of Suttas from the Pali Nikāyas* (Oxford, UK: Oxford University Press, 2008), 131

Robert H. Lustig, *Fat Chance*, 122

Zum Beispiel Ilse C. Schrieks et al., »Moderate Alcohol Consumption Stimulates Food Intake and Food Reward of Savoury Foods,« Appetite 89 (June 2015): 77–83. doi:10.1016/j.appet.2015.01.021

Bhikkhu Bodhi, *The Numerical Discourse of the Buddha* (Somerville, MA: Wisdom Publications, 2012): 1176

Robert H. Lustig, *Fat Chance*, 99

Nina A.F.F. Furtwaengler and Richard O. de Visser, »Lack of International Consensus in Low-Risk Drinking Guidelines,« Drug and Alcohol Review 32, no. 1 (Jan. 2013): 11–18. doi:10.1111/j.1465-3362.2012.00475.x

K. Robertson et al., »Public Policy and Personal Preference: a Disconnect Between Beliefs Regarding Responsible Drinking and the Motivation to Get Drunk,« Public Health 128, no. 11 (Nov. 2014): 1030–32. doi:10.1016/j.puhe.2014.08.006

G. Galli et al., »Inverse Relationship of Food and Alcohol Intake to Sleep Measures in Obesity,« Nutrition and Diabetes 3 (January 28, 2013): e58. doi:10.1038/nutd.2012.33

Jongit Angkatvanich and Manee Zuesongdham, »Nutrition Problem Solving and Management Project for Monks and Novices,« International Buddhist Research Seminar (Bangkok, Thailand: Buddhist Research Institute, Mahachulalongkornrajavidyalaya University, 2014), 1–7

A. K. Lee, R. Chowdhury, and J. A. Welsh, »Sugars and Adiposity: the Long-Term Effects of Consuming Added and Naturally Occurring Sugars in Foods and in Beverages,« Obesity Science & Practice 1, no.1 (October 2015), 41–49. doi:10.1002/osp4.7

Geert Jan Biessels, »Caffeine, Diabetes, Cognition, and Dementia,« Journal of Alzheimer's Disease 20, Suppl 1 (2010): S 143–S 150. doi:10.3233/JAD-2010–091228

Marilyn C. Cornelis and Ahmed El-Sohemy, »Coffee, caffeine, and coronary heart disease,« Current Opinion in Lipidology 18, no. 1 (February 2007): 13–19

Uhee Lim, Patricia Hartge, Lindsay M. Morton, and Arthur Schatzkin. »Consumption of Aspartame-Containing Beverages and Incidence of Hematopoietic and Brain Malignancies,« Cancer Epidemiology, Biomarkers and Prevention 15, no. 9 (Sept. 2006): 1654–59

Sara N. Bleich et al., »Diet-Beverage Consumption and Caloric Intake Among US Adults, Overall and by Body Weight,« American Journal of Public Health, March 2014, Vol. 104, No. 3, pp. 72–78

Sharon P. G. Fowler et al., »Diet Soda Intake Is Associated With Long-Term Increases In Waist Circumference in a Bi-Ethnic Cohort of Older Adults: The San Antonio Longitudinal Study of Aging,« Journal of the American Geriatric Society 63, no. 4 (April 2015): 708–715. doi:10.1111/jgs.13376

Jotham Suez et al., »Artificial Sweeteners Induce Glucose Intolerance by Altering the Gut Microbiota,« Nature 514, no. 7521 (Oct. 9, 2014): 181–186.
doi:10.1038/nature13793

Paul S. McLean et al., »Biology's Response to Dieting: the Impetus for Weight Regain,« American Journal of Physiology—Regulatory, Integrative and Comparative Physiology 301, no. 3 (September 2011): R581–R600. doi:10.1152/ajpregu.00755.2010

Eric T. Trexler et al., »Metabolic Adaptation To Weight Loss: Implications For The Athlete,« Journal of the International Society of Sports Nutrition 11, no. 1 (Feb. 27, 2014): 7.
doi:10.1186/1550-2783-11-7

Leanne M. Redman et al., »Metabolic and Behavioral Compensations in Response to Caloric Restriction: Implications for the Maintenance of Weight Loss,« PLoS ONE 4, no. 2 (2009): e4377. doi:10.1371/journal.pone.0004377

Mirjam Dirlewanger et al., »Effects Of Short-Term Carbohydrate or Fat Overfeeding on Energy Expenditure and Plasma Leptin Concentrations in Healthy Female Subjects,« International Journal of Obesity Related Metabolic Disorders 24, no. 11 (November 2000): 1413–8

Todd A. Hagobian, Carrie G. Sharo, and Barry Braun, »Effects of Short-Term Exercise and Energy Surplus on Hormones Related to Regulation of Energy Balance,« Metabolism 57, no. 3 (March 2008): 393–8. doi:10.1016/j.metabol.2007.10.016

Eric T. Trexler et al., »Metabolic Adaptation to Weight Loss: Implications for the Athlete,« Journal of the International Society of Sports Nutrition 11, no. 1 (Feb. 27, 2014): 7

Rena R. Wing and Robert W. Jeffery, »Prescribed Breaks as a Means to Disrupt Weight Control efforts«, Obesity Research 11, no. 2 (Feb. 2003): 287–291

Robert H. Lustig , *Fat Chance*, 50

Gary Taubes, *Why We Get Fat*, 142–143

Leandro Z. Agudelo et al., »Skeletal Muscle PGC-1α1 Modulates Kynurenine Metabolism and Mediates Resilience to Stress-Induced Depression.« Cell 159, no. 1 (September 25, 2014): 33–45. doi:10.1016/j.cell.2014.07.051

Thich Nhat Hanh, *The Long Road Turns to Joy: A Guide to Walking Meditation* (Berkeley, CA: Parallax Press, 2001), 7

Steven Heine, *Dogen: Textual and Historical Studies* (Oxford, UK: Oxford University Press, 2012), 118

Mark Mattson im persönlichen Gespräch, 6. Dezember 2015

Javier T. Gonzalez et al., »Breakfast and Exercise Contingently Affect Postprandial Metabolism and Energy Balance in Physically Active Males,« British Journal of Nutrition 110, no. 4 (August 2013): 721–32. doi:10.1017/S 0007114512005582

Duck-chul Lee et al., »Leisure-Time Running Reduces All-Cause and Cardiovascular Mortality Risk,« Journal of the American College of Cardiology 64, no. 5 (Aug. 5, 2014): 472–81. doi:10.1016/j

Peter Schnohr et al., »Longevity in Male and Female Joggers: the Copenhagen City Heart Study,« American Journal of Epidemiology 177, no. 7 (April 1, 2013): 683–689. doi:10.1093/aje/kws301

Philipe de Souto Barreto, »Global Health Agenda on Non-Communicable Diseases: Has WHO Set A Smart Goal for Physical Activity?« British Medical Journal 350 (Jan. 21, 2015: h23. doi:10.1136/bmj.h23

Paul Carus, The Gospel of Buddha (Chicago, IL: e Open Court Publishing Company, 1894), 22

Bhikkhu Bodhi, The Numerical Discourses of the Buddha: A Complete Translation of the Anguttara Nikaya (Somerville, MA: Wisdom Publications, 2012), 933

Maurice Walshe, The Long Discourses of the Buddha: A Translation of the Digha Nikaya, (Somerville, MA: Wisdom Publications, 1995), 463

Morbidity and Mortality Weekly Report (Atlanta, GA: Centers for Disease Control and Prevention, March 4, 2011)

M. Garaulet et al., »The Chronobiology, Etiology and Pathophysiology of Obesity,« International Journal of Obesity (Lond). 34, no. 12 (Dec. 2010): 1667–83. doi:10.1038/ijo.2010.118

Guglielmo Beccuti, »Sleep and Obesity,« Current Opinion in Clinical Nutrition and Metabolic Care 14, no. 4 (July 2011): 402–412. doi:10.1097/MCO.0b013e 3283479109

Jean-Philippe Chaput et al., »Do All Sedentary Activities Lead to Weight Gain: Sleep Does Not,« Current Opinion in Clinical Nutrition and Metabolic Care 13, no. 6 (November 2010): 601–607. doi:10.1097/MCO.0b013e32833ef30e

Arlet V. Nedeltcheva et al., »Sleep Curtailment Is Accompanied by Increased Intake of Calories from Snacks,« American Journal of Clinical Nutrition 89, no. 1 (Jan. 2009): 126–33. doi:10.3945/ajcn.2008.26574

Jean-Philippe Chaput and Angelo Tremblay, »Adequate Sleep to Improve the Treatment of Obesity,« Canadian Medical Association Journal 184, no. 18 (Dec, 11, 2012): 1975–6. doi:10.1503/cmaj.120876

Julia S. Dweck, Steve M. Jenkins, and Laurence J. Nolan, »The Role of Emotional Eating and Stress in the Influence of Short Sleep on Food Consumption,« Appetite 72 (Jan. 2014): 106–13. doi:10.1016/j.appet.2013.10.001

Lisa L. Morselli et al., »Sleep and Metabolic Function,« Pflugers Archiv 463, no. 1 (Jan. 2012): 139–160. doi:10.1007/s00424-011-1053-z

Neomi Shah and Francoise Roux, »The Relationship of Obesity and Obstructive Sleep Apnea,« Clinics in Chest Medicine 30, no. 3 (Sep. 2009): 455–465. doi:10.1016/j.ccm.2009.05.012

Jean-Philippe Chaput and Angelo Tremblay, »Insuffcient Sleep as a Contributor to Weight Gain: An Update,« Current Obesity Reports 1, no. 4 (Dec. 2012): 245–256. doi:10.1007/s13679-012-0026-7

M-L Filiatrault et al., »Eating Behavior Traits and Sleep as Determinants of Weight Loss in Overweight and Obese Adults,« Nutrition & Diabetes 4 (2014): e140. doi:10.1038/nutd.2014.37

Chaput and Tremblay, »Insuffcient Sleep«

Charles R. Elder et al., »Impact of sleep, screen time, depression, and stress on weight change in the intensive weight loss phase of the LIFE study,« International Journal of Obesity (London) 36, no. 1 (Jan. 2012): 86–92. doi:10.1038/ijo.2011.60

Jean-Philippe and Chaputa Angelo Tremblay, »Sleeping Habits Predict the Magnitude of Fat Loss in Adults Exposed to Moderate Caloric Restriction,« Obesity Facts 5, no. 4 (2012): 561–66. doi:10.1159/000342054

Lundgren et al., »A Descriptive Study of Non-obese Persons with Night Eating Syndrome and a Weight-Matched Comparison Group,« Eating Behavior 9, no. 3 (Aug. 2008): 343–351 doi:10.1016/j.eatbeh.2007.12.004. Auch: Suat Kucukgoncu et al., »Optimal Management of Night Eating Syndrome: Challenges and Solutions,« Neuropsychiatric Disease and Treatment 11 (Mar. 19, 2015): 751–760. doi:10.2147/NDT.S 70312

Bhikkhu Bodhi, The Numerical Discourses of the Buddha: A Complete Translation of the Anguttara Nikaya (Somerville, MA: Wisdom Publications, 2012), 233

Bhikkhu Nanamoli and Bhikkhu Bodhi, The Middle Length Discourses of the Buddha: A Translation of the Majjhima Nikaya (Somerville, MA: Wisdom Publications, 1995), 1017

T. Heidenreich et al., »Mindfulness-Based Cognitive Therapy for Persistent Insomnia: a Pilot Study,« Psychotherapy and Psychosomatics 75, no. 3 (2006): 188–9

Serge Brand et al., »The Relationship Between Physical Activity and Sleep From Mid Adolescence to Early Adulthood. A Systematic Review of Methodological Approaches and Meta-Analysis,« Sleep Medicine Review 28 (Aug. 5, 2015): 28–41. doi:10.1016/j.smrv.2015.07.004

Ein ganzes Buch beschäftigt sich damit: Joseph Emet, Buddha's Book of Sleep (New York, NY: Jeremy P. Tarcher, 2012)

Shawn D. Youngstedt and Christopher E. Kline, »Epidemiology of Exercise and Sleep,« Sleep and Biological Rhythms 4, no. 3 (2006): 215–221

Horacio O. de la Iglesia et al., »Access to Electric Light Is Associated with Shorter Sleep Duration in a Traditionally Hunter-Gatherer Community,« Journal of Biological Rhythms 30, no. 4 (August 2015): 342–350. doi:10.1177/0748730415590702

Michael Macht, Jutta Gerer, and Heiner Ellgring, »Emotions In Overweight and Normal-Weight Women Immediately After Eating Foods Differing in Energy,« Physiology & Behavior 80, nos. 2–3 (Nov. 2003): 367–374. doi:10.1016/j.physbeh.2003.08.012

Minati Singh, »Mood, Food, and Obesity,« Frontiers in Psychology 5 (Sept. 1, 2014): 925. doi:10.3389/fpsyg.2014.00925

Patricia Sue Grigson, »Like Drugs for Chocolate: Separate Rewards Modulated by Common Mechanisms?« Physiology & Behavior 76, no. 3 (2002): 389–395

Lukas Van Oudenhove et al., »Fatty Acid–Induced Gut-Brain Signaling Attenuates Neural and Behavioral Effects of Sad Emotion in Humans,« Journal of Clinical Investigation 121, no. 8 (Aug. 2011): 3094–99. doi:10.1172/JCI46380

Edward Leigh Gibson, »Emotional Influences on Food Choice: Sensory, Physiological and Psychological Pathways,« Physiology & Behavior 89, no. 1 (Aug. 30, 2006): 53–61

Janice K. Kiecolt-Glaser et al., »Daily Stressors, Past Depression, and Metabolic Responses to High-Fat Meals: a Novel Path to Obesity,« Biological Psychiatry 77, no. 7 (Apr. 1, 2015): 653–60. doi:10.1016/j.biopsych.2014.05.018

Michael Macht, Jutta Gerer, and Heiner Ellgring, »Emotions In Overweight and Normal-Weight Women Immediately After Eating Foods Differing in Energy,« Physiology & Behavior 80, nos. 2–3 (Nov. 2003): 367–374. doi:10.1016/j.physbeh.2003.08.012

Minati Singh, »Mood, Food, and Obesity,« Frontiers in Psychology 5 (Sept. 1, 2014): 925. doi:10.3389/fpsyg.2014.00925

Sonja T.P. Spoora et al., »Relations Between Negative Affect, Coping, and Emotional Eating,« Appetite 48, no. 3 (2007): 368–76. doi:10.1016/j.appet.2006.10.005

Norman S. Endler and James D. A. Parker, »Multidimensional Assessment of Coping: a Critical Evaluation,« Journal of Social and Personality Psychology, 58, no. 5 (May 1990): 844–54. doi:10.1037/0022-3514.58.5.844

Amber W. Li and Carroll-Ann W. Goldsmith, »The Effects of Yoga on Anxiety and Stress,« Alternative Medicine Review 17, no. 1 (2012): 21–35

Deborah R. Simkin and Nancy B. Black, »Meditation and Mindfulness in Clinical Practice,« Child and Adolescent Psychiatric Clinics of North America 23, no. 3 (July 2014): 487–534. doi:10.1016/j.chc.2014.03.002

Kaushadh Jayakody, Shalmini Gunadasa, and Christian Hosker, »Exercise for Anxiety Disorders: Systematic Review,« British Journal of Sports Medicine 48, no. 3 (Feb 2014): 187–96. doi:10.1136/bjsports-2012-091287

Rita Berto, »The Role of Nature in Coping with Psycho-Physiological Stress: A Literature Review on Restorativeness,« Behavioral Science (Basel) 4, no. 4 (Oct. 21, 2014): 394–409. doi:10.3390/bs4040394

Rebecca M. Puhl and Marlene B. Schwartz, »If You Are Good You Can Have a Cookie: How Memories of Childhood Food Rules Link to Adult Eating Behaviors,« Eating Behaviors 4, no. 3 (Sept. 2003): 283–93. doi:10.1016/S 1471-0153(03)00024-2

Laurel Branen and Janice Fletcher, »Comparison of College Students' Current Eating Habits and Recollections of Their Childhood Food Practices,« Journal of Nutrition Education 31, no. 6 (Nov. 1999): 304–10. doi:10.1016/S 0022-3182(99)70483-8

Edward Leigh Gibson, »Emotional Influences on Food Choice: Sensory, Physiological and Psychological Pathways,« Physiology & Behavior 89, no. 1 (Aug. 30, 2006): 53–61. doi:10.1016/j.phys- beh.2006.01.024

Michael Macht, Jutta Gerer, and Heiner Ellgring, »Emotions In Overweight and Normal-Weight Women Immediately After Eating Foods Differing in Energy,« Physiology & Behavior 80, nos. 2–3 (Nov. 2003): 367–74. doi:10.1016/j.physbeh.2003.08.012

Uma R. Karmarkar and Bryan Bollinger (2015) »BYOB: How Bringing Your Own Shopping Bags Leads to Treating Yourself and the Environment,« Journal of Marketing 79, no. 4 (July 2015): 1–15. doi:10.1509/jm.13.0228

Thanaissaro Bhikkhi, *The Buddhist Monastic Code* (Valley Center, CA: Metta Forest Monastery, 2013): 497

Siehe zum Beispiel: Susan Albers, Eating Mindfully (Oakland, CA: New Harbinger Publications, 2012)

Brian Wansink and Jeffery Sobal, »Mindless Eating: The 200 Daily Food Decisions We Overlook,« Environment and Behavior 39, no. 1 (Jan. 2007): 106–23. doi:10.1177/0013916506295573

Brian Wansink and Junyong Kim, »Bad Popcorn in Big Buckets: Portion Size Can Influence Intake as Much as Taste,« Journal of Nutrition Education and Behavior 37, no. 5 (Sept. – Oct. 2005): 242–5

Kirsikka Kaipainen, Collin R Payne, and Brian Wansink, »Mindless Eating Challenge: Retention, Weight Outcomes, and Barriers for Changes in a Public Web-Based Healthy Eating and Weight Loss Program,« Journal of Medical Internet Research 14, no. 6 (Dec. 17, 2012): e168. doi:10.2196/jmir.2218

Lisa M. Jaremka et al., »Novel Links Between Troubled Marriages and Appetite Regulation: Marital Distress, Ghrelin, and Diet Quality,« Clinical Psychological Science (July 29, 2015): 2167702615593714. doi:10.1177/2167702615593714

Robert Lustig, *Fat Chance*, 39

Wansink and Sobal, »Mindless Eating.«

Lisa M. Jaremka et al., »Interpersonal Stressors Predict Ghrelin and Leptin Levels in Women,« Psychoneuroendocrinology 48, (Oct. 2014): 178–88. doi:10.1016/j.psyneuen.2014.06.018

Silvia Scaglioni et al., »Influence Of Parental Attitudes in the Development of Children Eating Behaviour,« British Journal of Nutrition 99, Suppl. 1 (Feb. 2008): S 22–S 25. doi:10.1017/ S 0007114508892471

Rachel Brown and Jane Ogden, »Children's Eating Attitudes and Behaviour: a Study of the Modelling and Control Theories of Parental Influence,« Health Education Research 19, no. 3 (June 2004): 261–71. doi:10.1093/her/cyg040

Emma Dickens and Jane Ogden, »The Role of Parental Control and Modelling in Predicting a Child's Diet and Relationship with Food After They Leave Home. A Prospective Study,« Appetite 76 (May 2014) 23–29. doi:10.1016/j.appet.2014.01.013

Dickens and Ogden, »The Role of Parental Control«

Marla E. Eisenberg et al., »Associations Between Hurtful Weight-Related Comments by Family and Significant Other and the Development of Disordered Eating Behaviors in Young Adults,« Journal of Behavioral Medicine 35, no. 5 (Oct. 2012): 500–8. doi:10.1007/ s10865–011–9378–9

Marla E. Eisenberg et al., »Dieting and encouragement to diet by significant others: associations with disordered eating in young adults,« American Journal of Health Promotion 27, no. 6 (July–Aug. 2013): 370–377. doi:10.4278/ajhp.120120-QUAN-57

Lisa M. Jaremka et al., »Novel Links Between Troubled Marriages and Appetite Regulation: Marital Distress, Ghrelin, and Diet Quality,« Clinical Psychological Science (July 29, 2015): 2167702615593714. doi:10.1177/2167702615593714

John P. Trougakos et al., »Lunch Breaks Unpacked: The Role of Autonomy as a Moderator of Recovery during Lunch,« Academy of Management Journal 57, no. 2 (Apr. 2014): 405–21. doi:10.5465/ amj.2011.1072

Jessica de Bloom, Ulla Kinnunen, and Kalevi Korpela, »Exposure To Nature Versus Relaxation During Lunch Breaks And Recovery From Work: Development And Design Of An Intervention Study To Improve Workers' Health, Well-Being, Work Performance And Creativity,« BMC Public Health 14, (May 22, 2014): 488. doi:10.1186/1471-2458-14-488

John P. Trougakos et al., »Lunch Breaks Unpacked: The Role of Autonomy as a Moderator of Recovery during Lunch,« Academy of Management Journal 57, no. 2 (Apr. 2014): 405–21. doi:10.5465/ amj.2011.1072

Jerica M. Berge, Nicole Larson, Katherine W. Bauer and Dianne Neumark-Sztainer, »Are Parents of Young Children Practicing Healthy Nutrition and Physical Activity Behaviors?« Pediatrics 127, no. 5 (May 2011): 881–7. doi:10.1542/peds.2010–3218

Erik Dane, »Paying Attention to Mindfulness and Its Effects on Task Performance in the Workplace,« Journal of Management 37, no. 4 (July 2011): 997–1018. doi:10.1177/0149206310367948

Erik Dane and Bradley J Brummel, »Examining workplace mindfulness and its relations to job performance and turnover intention,« Human Relations 67 (2014): 105–128. doi:10.1177/0018726713487753

R. S. Kudesia, »Mindfulness and Creativity in the Workplace,« in J. Reb and P. W. B. Atkins (eds.), Mindfulness in Organisations (Cambridge: Cambridge University Press, 2015)

C. Thøgersen-Ntoumani et al., »Changes In Work Affect In Response To Lunchtime Walking In Previously Physically Inactive Employees: A Randomized Trial,« Scandinavian Journal of Medicine & Science in Sports 25, no. 6 (Dec. 2015): 778–87. doi:10.1111/sms.12398

Peter Aspinall et al., »The Urban Brain: Analysing Outdoor Physical Activity with Mobile EEG,« British Journal of Sports Medicine, 49, no. 4 (Feb. 2015): 272–76. doi:10.1136/bjsports-2012-091877

Reza Amani and Tim Gill, »Shiftworking, Nutrition and Obesity: Implications for Workforce Health: a Systematic Review,« Asia Pacific Journal of Clinical Nutrition 22, no. 4 (2013): 505–15. doi:10.6133/apjcn.2013.22.4.11

Jonathan D. Johnston, »Physiological Responses to Food Intake Throughout the Day,« Nutrition Research Reviews 27, no. 1 (June 2014): 107–118. doi:10.1017/ S 0954422414000055

Stephen B. Hanauer, »Jet Lag: Life in the Fast (and Feast) Lane,« Nature Clinical Practice Gastroenterology & Hepatology 5, no. 7 (2008): 349. doi:10.1038/ncpgasthep1187

Till Roenneberg et al., »Social Jetlag and Obesity,« Current Biology 22, no. 10 (May 22, 2012), 939–43. doi:10.1016/j.cub.2012.03.038

Patricia M. Wong et al., »Social Jetlag, Chronotype, and Cardiometabolic Risk,« The Journal of Clinical Endocrinology & Metabolism 100, no. 12 (November 18, 2015): 4612–20. doi:10.1210/jc.2015-2923

Brian Lipinski et al., »Reducing Food Loss and Waste,« Working Paper, Installment 2 of Creating a Sustainable Food Future (Washington, DC: World Resources Institute, June 2013). www.worldresourcesreport.org

Brian Lipinski et al., »Reducing Food Loss and Waste«

Rebecca M. Puhl and Marlene B. Schwartz, »If You Are Good You Can Have a Cookie: How Memories of Childhood Food Rules Link to Adult Eating Behaviors,« Eating Behaviors 4, no. 3 (Sept. 2003): 283–93. doi:10.1016/S 1471–0153(03)00024–2

»Norms and Win-Win Solutions for Reducing Food Intake and Waste,« Journal of Experimental Psychology: Applied 19, no. 4, (Dec. 2013): 320–332. doi:10.1037/a0035053

Koert van Ittersum and Brian Wansink, »Plate Size and Color Suggestibility: The Delboeuf Illusion's Bias on Serving and Eating Behavior,« Journal of Consumer Research 39, no. 2 (August 2012): 215–28. doi:10.1086/662615

B. Wansink and C.S. Wansink, »The Largest Last Supper: Depictions of Food Portions and Plate Size Increased Over the Millennium,« International Journal of Obesity 34, no. 5 (May 2010): 943–44. doi:10.1038/ijo.2010.37

Koert van Ittersum and Brian Wansink, »Plate Size and Color Suggestibility: The Delboeuf Illusion's Bias on Serving and Eating Behavior,« Journal of Consumer Research 39, no. 2 (August 2012): 215–28. doi:10.1086/662615

Mary Kay Fox et al., »Relationship between Portion Size and Energy Intake among Infants and Toddlers: Evidence of Self-Regulation,« Journal of the American Dietetic Association 106, no. 1, Suppl. (Jan. 2006): S 77–83. doi:10.1016/j.jada.2005.09.039

Leann L. Birch, Jennifer Orlet Fisher, and Kirsten Krahnstoever Davison, »Learning to Overeat: Maternal Use of Restrictive Feeding Practices Promotes Girls' Eating in the Absence Of Hunger,« American Journal of Clinical Nutrition 78, no. 2 (Aug. 2003): 215–20

T. E. Quested et al., »Spaghetti Soup: the Complex World of Food Waste Behaviours,« Resources, Conservation and Recycling 79 (Oct. 2013): 43–51. doi:10.1016/j.resconrec.2013.04.011

Alexandra Betz et al., »Food Waste in the Swiss Food Service Industry—Magnitude and Potential for Reduction,« Waste Management 35 (Jan. 2015): 218–226. doi:10.1016/j.was-man.2014.09.015

Charles Duhigg, The Power of Habit (New York, NY: Random House, 2012), Deutsche Ausgabe: Die Macht der Gewohnheit: Warum wir tun, was wir tun (Berlin: Bloomsbury Verlag 2012)

Charles Duhigg, The Power of Habit, 19 (New York, NY: Random House, 2012) (Deutsche Ausgabe: Charles Duhigg, Die Macht der Gewohnheit)

Benjamin Gardner and Gert-Jan de Bruijn, »A Systematic Review and Meta-analysis of Applications of the Self-Report Habit Index to Nutrition and Physical Activity Behaviours,« Annals of Behavioral Medicine 42, no. 2 (Oct. 2011): 174–187. doi:10.1007/s12160- 011–9282–0

Charles Duhigg, The Power of Habit, 78 (New York, NY: Random House, 2012) Charles Duhigg: Die Macht der Gewohnheit

John B. Arden, Rewire Your Brain (New York, NY: John Wiley & Sons, 2010), 19

Alan R. Andreasen, »Life Status Changes and Changes in Consumer Preferences and Satisfaction,« Journal of Consumer Research 11, no. 3 (Dec. 1984): 784–94. doi:10.1086/209014

Anil Mathur, George P. Moschis, and Euehun Lee, »A Longitudinal Study Of The Effects Of Life Status Changes On Changes In Consumer Preferences,« Journal of the Academy of Marketing Science 36, no. 2 (May 2008): 234–246. doi:10.1007/s11747–007–0021–9

J.L. Kraschnewski, »Long-Term Weight Loss Maintenance in the United States,« International Journal of Obesity (London) 34, no. 11 (Nov. 2010): 1644–54. doi:10.1038/ijo.2010.94

Mary L. Kiem, »A Descriptive Study of Individuals Successful at Long-Term Maintenance of Substantial Weight Loss,« American Journal of Clinical Nutrition 66, no. 2 (Aug. l997): 239–46

Paul S. MacLean et al., »Biology's response to dieting: the impetus for weight regain,« American Journal of Physiology—Regulatory, Integrative and Comparative Physiology, 301, no. 3 (Sept. 2011): R581–R600. doi:10.1152/ajpregu.00755.2010

Jeffrey J. VanWormer et al., »Self-weighing Frequency is Associated with Weight Gain Prevention over Two Years among Working Adults,« International Journal of Behavioral Medicine 19, no. 3 (Sept. 2012): 351–58. doi:10.1007/s12529–011–9178–1

Rena R. Wing and Suzanne Phelan, »Long-Term Weight Loss Maintenance,« American Journal of Clinical Nutrition 82, no. 1, Suppl. (July 2005): 222S–5S

Lucienne Roh, »Mortality Risk Associated with Underweight: a Census-Linked Cohort of 31,578 Individuals with up to 32 Years of Follow-up,« BMC Public Health 14, (Apr. 16, 2014): 371. doi:10.1186/1471–2458–14–371

Lacey Arneson et al., »Review of the Nutritional Implications of Farmers' Markets and Community Gardens: A Call for Evaluation and Research Efforts,« Journal of the American Dietetic Association 110, no. 3 (Mar. 2010): 399–408. doi:10.1016/j.jada.2009.11.023

Ramona Robinson-O'Brien et al., »Impact of Garden-Based Youth Nutrition Intervention Programs: A Review,« Journal of the American Dietetic Association 109, no. 2 (Feb. 2009): 273–80. doi:10.1016/j.jada.2008.10.051

Harold G. Koenig, »Religion, Spirituality, and Health: The Research and Clinical Implications,« International Scholarly Research Network ISRN Psychiatry 2012 (Dec. 16. 2012): 278730. doi:10.5402/2012/278730

Napaporn Sowattanangoon, Naipinich Kochabhakdi, and Keith J. Petrie, »Buddhist Values Are Associated with Better Diabetes Control in Thai Patients,« International Journal of Psychiatry Medicine 38, no. 4 (2008): 481–91. doi:10.2190/PM.38.4.g

Leslie A. Lytle et al., »Predicting Adolescents' Intake of Fruits and Vegetables,« Journal of Nutrition Education and Behavior 35, no. 4 (June 2003): 170–5

Bhikkhu Bodhi, The Middle Length Discourses of the Buddha (Somerville, MA: Wisdom Publications, 2009), 811

Wilhelm Hofmann et al., »Morality in Everyday Life,« Science 345, no. 6202 (Sept. 12, 2014): 1340–1343. doi:10.1126/science.1251560

Jean Decety et al., »The Negative Association between Religiousness and Children's Altruism across the World,« Current Biology 25, no. 22 (Nov. 16, 2014): 2951–5. doi:10.1016/j.cub.2015.09.056

Maria Kozhevnikov, James Elliott, Jennifer Shephard, and Klaus Gramann, »Neurocognitive and Somatic Components of Temperature Increases during g-Tummo Meditation: Legend and Reality,« PLoS ONE 8, no. 3 (Mar. 29, 2013): e58244. doi:10.1371/journal.pone.0058244

Karen Armstrong, Buddha (New York, NY: Penguin Putnam, 2001), 80

Bhikkhu Nanamoli and Bhikkhu Bodhi, The Middle Length Discourses of the Buddha, 155

Bhikkhu Nanamoli and Bhikkhu Bodhi, The Middle Length Discourses of the Buddha, 145

Julien Lacaille et al., »The Effects of Three Mindfulness Skills on Chocolate Cravings,« Appetite 76 (May 2014): 101–12. doi:10.1016/j.appet.2014.01.072

H.J.E.M. Alberts, R. Thewissen, and L. Raes, »Dealing with Problematic Eating Behaviour: the Effects of a Mindfulness-Based Intervention on Eating Behaviour, Food Cravings, Dichotomous Thinking and Body Image Concern,« Appetite 58, no. 3 (June 2012): 847–51. doi:10.1016/j.appet.2012.01.009

Gillian A. O'Reilly et al., »Mindfulness-Based Interventions for Obesity-Related Eating Behaviors: A Literature Review,« Obesity Review 15, no. 6 (June 2014): 453–61. doi:10.1111/obr.12156

KayLoni L. Olson and Charles F. Emery, »Mindfulness and Weight Loss: A Systematic Review,« Psychosomatic Medicine 77, no. 1 (Jan. 2015), 59–67. doi:10.1097/PSY.0000000000000127

Shian-Ling Keng, Moria J. Smoski, and Clive J. Robins, »Effects of Mindfulness on Psychological Health: A Review of Empirical Studies,« Clinical Psychology Review, 31, no. 6 (Aug. 2011): 1041–56. doi:10.1016/j.cpr.2011.04.006

Bhikkhu Nanamoli and Bhikkhu Bodhi, *The Middle Length Discourses of the Buddha*, 145

siehe zum Beispiel James H. Austin, *Zen and the Brain* (Cambridge, MA: The MIT Press, 1999)

Yi Yuan Tang, Britta K. H lzel, and Michael I. Posner, »The neuroscience of mindfulness meditation,« Nature Reviews of Neuroscience 16, no. 4 (April 2015): 213–25. doi:10.1038/nrn3916

Stephen Batchelor, *Buddhism Without Beliefs* (New York, NY: Riverhead Books, 1997). 62–63 (Deutsche Ausgabe: Stephen Batchelor, *Buddhismus für Ungläubige*, Fischer-Taschenbuch 2006)

Bhikkhu Nanamoli and Bhikkhu Bodhi, *The Middle Length Discourses of the Buddha*,146

Joaquim Soler et al., »Relationship between Meditative Practice and Self-Reported Mindfulness: The MINDSENS Composite Index,« PLoS ONE 9, no. 1 (Jan. 22, 2014): e86622. doi:10.1371/ journal.pone.0086622

Bhikkhu Bodhi, *The Connected Discourses of the Buddha* (Somerville, MA: Wisdom Publications, 2000), 1737

Benjamin Gardner, Gert-Jan de Bruijn, and Phillippa Lally, »A Systematic Review and Meta-analysis of Applications of the Self-Report Habit Index to Nutrition and Physical Activity Behaviours,« Annals of Behavioral Medicine 42, no. 2 (Oct. 2011): 174–87. doi:10.1007/ s12160-011-9282-0

Trisha A. Pruis and Jeri S. Janowsky, »Assessment of Body Image in Younger and Older Women,« The Journal of General Psychology 137, no. 3 (July–Sept. 2010): 225–238. doi:10.1080/00221309.2010.484446

Stephanie R. Damiano et al., »Relationships Between Body Size Attitudes and Body Image of 4-Year-Old Boys and Girls, and Attitudes of Their Fathers and Mothers,« Journal of Eating Disorders 3 (Apr. 10, 2015): 16. doi:10.1186/s40337-015-0048-0

Nadia Micali et al., »Frequency and Patterns of Eating Disorder Symptoms in Early Adolescence,« Journal of Adolescent Health 54, no. 5 (May 2014): 574–81. doi:10.1016/j. jadohealth.2013.10.200

A. Janet Tomiyama and Traci Mann, »If Shaming Reduced Obesity, There Would Be No Fat People,« The Hastings Center Report 43, no. 3 (May–June 2013): 4–5. doi:10.1002/hast.166

Angelina R. Sutin and Antonio Terracciano, »Perceived Weight Discrimination and Obesity,« PLoS ONE 8, no. 7 (July 24, 2013): e70048. doi:10.1371/journal.pone.0070048

Gary D. Foster, Thomas A. Wadden, and Renee A. Vogt, »Body Image in Obese Women Before, During, and After Weight Loss Treatment,« Health Psychology 16, no. 3 (May 1997): 226–29. doi:10.1037/0278-6133.16.3.226

James J. Annesi and Nicole Mareno, »Improvement in Emotional Eating Associated with an Enhanced Body Image in Obese Women: Mediation by Weight-Management Treatments' Effects on Self-Efficacy To Resist Emotional Cues to Eating,« Journal of Advances in Nursing 71, no. 12 (Dec. 2015): 2923–35. doi:10.1111/jan.12766

Hai-Lun Chao, »Body Image Change in Obese and Overweight Persons Enrolled in Weight Loss Intervention Programs: A Systematic Review and Meta-Analysis,« PLoS ONE 10, no. 5 (May 6, 2015): e0124036. doi:10.1371/journal.pone.0124036

Kazuaki Tanahashi, *Treasury of the True Dharma Eye: Zen Master Dogen's Shobo Genzo* (Boulder, CO: Shambhala Publications, 2013), 347

Bhikkhu Bodhi, »What Does Mindfulness Really Mean? A Canonical Perspective,« Contemporary Buddhism, 12, no. 1 (May 2011): 19–39. doi:10.1080/14639947.2011.564813

Andrew Olendzki, »The Mindfulness Wedge,« Tricycle, Fall 2014

Lynette M. Monteiro, R.F. Musten, and Jane Compson, »Traditional And Contemporary Mindfulness: Finding The Middle Path In The Tangle Of Concerns,« Mindfulness 6, no. 1 (Feb. 2015): 1–13. doi:10.1007/s12671-014-0301-7

Bhikkhu Bodhi, *The Connected Discourses of the Buddha* (Somerville, MA: Wisdom Publications, 2000), 1844

Robert Gethin, »On Some Definitions of Mindfulness,« Contemporary Buddhism 12, no. 1 (May 2011): 263–79. doi:10.108 0/14639947.2011.564843

Bhikkhu Nanamoli and Bhikkhu Bodhi, *The Middle Length Discourses of the Buddha* (Somerville, MA: Wisdom Publications, 1995), 301

William L. Mikulas, »Ethics in Buddhist Training,« Mindfulness 6, no. 1 (Feb. 2015): 14–16. doi:10.1007/s12671-014-0371-6

Gill Fronsdal (Übers.), *The Dhammapada* (Boulder, CO: Shambhala Publications, 2006), 1

The Dalai Lama, *Kindness, Clarity, and Insight* (Ithaca, NY: Snow Lion Publications, 1984), 35

Maurice Walshe, *The Long Discourses of the Buddha* (Somerville, MA: Wisdom Publications, 1987), 397–398

Marcia Keegan (Red.), *Teachings of His Holiness the Dalai Lama: The Dalai Lama's Historic Visit to North America* (New York, NY: Clear Light Publications, 1981), keine Seitenangabe

Bhikkhu Bodhi, *The Connected Discourses of the Buddha* (Somerville, MA, Wisdom Publications, 2000), 1264

Kazuaki Tanahashi (Red.): *Moon in a Dewdrop: Writing of Zen Master Dōgen* (New York, NY: North Point Press, 1985), 70

Robert E. Buswell Jr. and Donald S. Lopez Jr.: The Princeton Dictionary of Buddhism (Princeton, NJ: Princeton University Press, 2014), 693

Sachverzeichnis